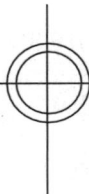

普通高等教育"十一五"国家级规划教材
新世纪全国高等中医药院校规划教材
教学指导用书

中医基础理论学习指要

（供中医药类专业用）

主　编　周志刚　张敬文

中国中医药出版社
·北　京·

图书在版编目（CIP）数据

中医基础理论学习指要/周志刚，张敬文主编．—北京：中国中医药出版社，2011.8（2019.8重印）

ISBN 978 – 7 – 5132 – 0531 – 3

Ⅰ．①中…　Ⅱ．①周…②张…　Ⅲ．①中医医学基础 – 中医学院 – 教学参考资料　Ⅳ．①R22

中国版本图书馆 CIP 数据核字（2011）第 143502 号

中 国 中 医 药 出 版 社 出 版

北京经济技术开发区科创十三街31号院二区8号楼

邮政编码　100176

传真　010 64405750

保定市西城胶印有限公司印刷

各地新华书店经销

*

开本 850×1168　1/16　印张 14.5　字数 336 千字

2011 年 8 月第 1 版　2019 年 8 月第 8 次印刷

书　号　ISBN 978 – 7 – 5132 – 0531 – 3

*

定价　45.00 元

网址　www.cptcm.com

如有印装质量问题请与本社出版部调换（010 64405510）

普通高等教育"十一五"国家级规划教材　教学指导用书

新世纪全国高等中医药院校规划教材

《中医基础理论学习指要》编委会

主　　编　周志刚　张敬文

常务副主编　齐　南

副 主 编　（以姓氏笔画为序）

　　　　　　王　莉　　王立国　　刘凯军

　　　　　　刘春援　　谢　斌

编　　委　（以姓氏笔画为序）

　　　　　　王　莉　　王立国　　齐　南

　　　　　　刘凯军　　刘春援　　严亮华

　　　　　　张敬文　　周志刚　　周步高

　　　　　　章文春　　喻松仁　　谢　斌

　　　　　　蔡少华

参编人员　陈谦峰　　晁　丹　　石翠花

　　　　　　郭树明　　付晓兵　　张振风

　　　　　　吕方舟　　张明蕾　　任俊杰

　　　　　　荀军锋　　陈荣荣

编写说明

《中医基础理论》是中医教育体系的主干课程，是整个中医药教学的源头与支柱，是中医药类专业各层次教学的首要课程。掌握《中医基础理论》的程度如何，对中医学生的培养起着至关重要的作用。

《中医基础理论学习指要》以全国普通高等教育全日制五年制本科《中医基础理论教学大纲》要求为依据，在各版同类用书的基础上，博采众长，结合21世纪对中医药人才培养的需求，遵循中医理论体系的框架结构，阐释其基本原理、基本概念、基本知识。

该书的编写定位于辅助性，突出"指要"二字，明确、准确、精确地表述中医理论的概念和定义，简明、简单、简要地阐释中医理论的内容，在讲透概念、讲清原理的同时有所深化与拓展，以"指导性""要领性""总结性"为特点，以便于学生掌握、复习、思考、记忆及运用知识为近期目标，以启迪学生的创造性思维能力为远期目标。

《学习指要》包括绪论及中医学的哲学基础、藏象、精气血津液神、经络、体质、病因、发病、病机、防治原则九个章节的内容。每一章有【学习目的要求】【学习内容指要】【重点难点指要】【古今研究指要】【课后习题训练】【习题参考答案】六大板块，最后附有模拟试卷。

《学习指要》可作为高等中医药院校各层次学生学习《中医基础理论》课程的参考用书，是配合主干教材、提高巩固效果的好帮手。同时，也可对教师的教学提供借鉴和帮助。

在本书编写过程中，得到了江西中医学院各级领导的关心和支持，左铮云、何晓晖副院长在百忙中提出了宝贵的意见，谨在此表示感谢！

敬请广大教师和同学在使用本《学习指要》的过程中，多提宝贵意见。

《中医基础理论学习指要》编写组
2011 年 7 月

目 录

绪　论

学习目的要求

一、掌握中医学理论体系的主要特点。
二、熟悉中医学理论体系的形成与发展。
三、了解中医学的基本概念和学科属性。

学习内容指要

中医学，是发祥于中国古代的研究人体生命、健康、疾病的科学，它具有独特的理论体系、科学的思维方法和丰富的临床经验，是以自然科学为主体、与人文社会科学相交融的科学知识体系。

一、中医学的学科属性

（一）中医学具有自然科学的属性

——以人为研究主体。

（二）中医学具有社会科学的某些属性

——所研究的人生活于特定的社会环境中。

（三）中医学受到古代哲学的深刻影响

——汲取中国古代哲学的思想和概念来阐释医学的问题。

（四）中医学是多学科交互渗透的产物

——将古代天文、气象、地理、农业、生物、植物、矿物、军事、数学等学科知识融入中医理论体系。

二、《中医基础理论》课程简介

《中医基础理论》是阐释和介绍中医学的基本理论、基本知识和基本思维方法的课程，是学习中医各科及中医经典著作的基础；其涵盖中医理论的核心问题，学习和掌握这些知识，对认识中医学的全貌极为重要；其主要内容包括中医学的哲学基础、中医学对人体生理的认识、中医学对疾病及防治的认识三部分。

三、中医学理论体系的形成与发展

（一）中医学理论体系的概念

中医学理论体系，是关于中医学基本概念、基本原理和基本方法的科学知识体系。它是以整体观念为主导思想，以精气、阴阳、五行学说为哲学基础和思维方法，以脏腑经络及精气血津液神为生理病理学基础，以辨证论治为诊治特点的独特的医学理论体系。

（二）中医学理论体系的形成

战国至两汉时期：奠定基础、形成体系

（1）理论体系的确立——《黄帝内经》《难经》

《内经》约成书于西汉中后期，奠定了中医学的理论基础，确立了中医学的基本观念和学术思想，创立了中医学独特的理论体系。

《难经》相传为秦越人所著，对脉学、经络学说及命门、三焦理论较《内经》更详，有所创见。

（2）辨证论治体系的创立和运用——《伤寒杂病论》

东汉·张仲景《伤寒杂病论》是第一部临床医学专著，确立了中医辨证论治体系，经晋·王叔和整理分为《伤寒论》和《金匮要略》两书，以六经辨治外感病、以脏腑辨治内伤杂病。

（3）第一部药物学专著——《神农本草经》

该书是现存最早的药物学专著，成书于秦汉时期。书中载药365种，确立了中药理论体系，提出了"四气五味"的药性和药物配伍理论，明确了用药原则，为历代本草之蓝本。

（三）中医学理论体系的发展

1. 魏晋隋唐时期：学科分化、临床发展

（1）晋·王叔和《脉经》，集汉以前脉学之大成，系统地论述了诊脉理论与方法，是我国第一部脉学专著。

（2）晋·皇甫谧《针灸甲乙经》，在经络、俞穴和针灸治疗的方法和理论方面充实了《灵枢经》，是我国现存最早的针灸学专著。

（3）隋·巢元方《诸病源候论》，是我国第一部病因病机证候学专著。

（4）唐·孙思邈《千金要方》《千金翼方》，在中医养生、伦理、妇幼保健、治疗技术、针灸等诸多方面贡献突出。

（5）唐·苏敬、李勣等《新修本草》，收载药物844种，是世界上最早的药典著作。

2. 宋金元时期：学派涌现、理论创新

（1）宋金元时期代表著作

宋·陈无择《三因极一病证方论》，首以"三因学说"分类病因。

宋·钱乙《小儿药证直诀》，是我国最早的儿科学专著。

金·宋慈《洗冤集录》，是世界上最早的法医学专著。

（2）金元四大家

刘完素，以火热立论，倡"六气皆从火化"、"五志过极皆为热甚"，用药以寒凉为主，被称为"寒凉派"，代表作有《素问玄机原病式》。

张从正，认为病由邪生，倡"邪去正自安"，治以汗、吐、下三法为主，被称为"攻邪派"，代表作有《儒门事亲》。

李杲，倡"内伤脾胃，百病由生"，治病以补益脾胃为主，被称为"补土派"，代表作有《脾胃论》。

朱震亨，倡"相火论"，强调"阳常有余，阴常不足"，治疗以滋阴降火为主，被称为"滋阴派"，代表作有《格致余论》。

3. 明清时期：综合集成、理论深化

（1）一批集大成的综合性医学著作问世，如《证治准绳》、《景岳全书》、《医宗金鉴》、《四库全书·子部·医家类》、《古今图书集成·医部全录》等。

（2）明·孙一奎、赵献可、张景岳在理法方药诸方面发展了"命门学说"，李中梓提出"先天之本在肾……，后天之本在脾"的观点，丰富了中医藏象学说。

（3）明·吴又可《瘟疫论》创"异气"学说，使中医对传染性热病的病因及治疗有了较清楚的认识。

（4）明·李时珍《本草纲目》载药1892种，附方11000首，总结了16世纪以前动物学、植物学、矿物学和冶金学等多学科的知识，堪称世界科学巨著。

（5）清·叶天士、吴鞠通等，分别创立了"卫气营血"和"三焦"辨证方法，标志着温病学派的形成。

（6）清·王清任《医林改错》，修正古医书在人体解剖方面的某些错误，并发展了瘀血致病理论。

4. 近代：新旧并存、中西汇通

鸦片战争后，中医界一方面继续收集和整理前人的学术成果；另一方面，受西医传入的影响，从中西医论争到接受、参考西医，产生了中西医汇通派。

5. 现代：学术繁荣、蓬勃发展

新中国成立后，中医学的地位和作用被充分肯定，高等中医药学校建立，管理纳入国家体制，有了法律保障，中医教育、科研、临床成就斐然。改革开放后，中医学为世人所瞩目，走出国门，走向世界。

四、中医学理论体系的主要特点

（一）整体观念

中医学的整体观，是指人体自身的完整性和人与自然、社会环境的统一性。

1. 人体是一个有机整体

（1）生理方面：五脏一体，形神一体。

（2）病理方面：内脏病变可反映于体表组织器官；脏腑之间的病变可相互影响。

（3）诊断方面：人体局部与整体的辩证统一，为临床由外测内诊断疾病提供了依据。

（4）治疗方面：局部病变从整体治疗。

2. 人与自然环境的统一性

（1）人禀天地之气而生存：自然界存在着人类赖以生存的必要条件。

（2）自然环境对人体的影响：四时气候、昼夜晨昏、地域环境变化均可对人体的生理和病理造成影响。

（3）自然环境与疾病的防治密切相关：治病强调因时、因地制宜；养生防病强调顺应自然规律。

3. 人与社会环境的统一性

（1）社会环境对人体生理的影响：良好的社会、生活环境与人际关系有益健康。

（2）社会环境对人体病理的影响：政治地位和经济状况的剧烈变化，可使人精神情绪波动，影响脏腑机能和气血运行，导致某些身心疾病的发生，甚或加重宿疾，乃至死亡。

（二）辨证论治

辨证论治又称辨证施治，是中医诊治疾病的基本原则，是中医诊疗体系的一大特点，包括辨证和论治两个方面。

1. 病、证、症的概念

（1）病：即疾病。是致病邪气作用人体后，正邪斗争而引起的机体阴阳失调、脏腑组织损伤、生理功能失常与心理活动障碍的病变全过程。

（2）证：即证候。是疾病过程中某一阶段或某一类型的病理概括，包括了病因、部位、性质和邪正盛衰的变化。证能反映疾病现阶段的病变本质，故可作为治疗的依据。

（3）症：即症状、体征。是疾病过程中病人主观感觉到的单个症状和能被客观发现的体征。是诊断疾病和辨别证候的主要依据，是病、证本质的客观反映。

（4）病、证、症的区别与关系：病的重点是全过程，证的重点在现阶段，症是病和证的基本要素；一个病内含若干个证，每个证候又内含多个症状和体征。

2. 辨证论治的基本概念

（1）辨证：是将四诊所收集的症状和体征，在中医理论指导下进行分析、综合，辨清病因、性质、部位和邪正关系，然后概括判断为某种性质的证候。

（2）论治：根据辨证的结果，确定相应的治疗原则和治法。

（3）辨证与论治的关系：辨证是确定治疗的前提和依据，论治是辨证的延续，通过治疗效果可以检验辨证是否正确。辨证与论治是中医诊治疾病过程中不可分割的两个方面。

3. 辨证论治的应用

（1）同病异治：同一种病，由于发病的时间、地域不同，或疾病所处的阶段不同、或病人的体质有异，故反映出不同的证，因而治疗也就不同。

（2）异病同治：不同的病，在其发展过程中，出现了大致相同的证，故可用相同的方法来治疗。

中医学治病的着眼点是因证而治，证同治亦同，证异治亦异。

4. 辨证与辨病相结合

中医认识疾病，既重视辨病更强调辨证，重点在于辨证；中医治病，着眼点不在"病"之异同，而是取决于"证"的性质。

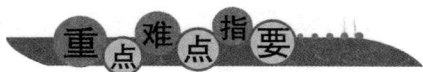

重点难点指要

一、重点

中医学理论体系的主要特点：

（一）整体观念

整体观念是中医学理论体系的最大特色，是中医学关于人体自身的完整性及人与自然、社会环境的统一性的认识，是中国古代"天人合一"思想在中医学中的具体体现。

整体观念贯穿于中医学的生理、病理、诊疗、养生等方方面面，是中医学基础理论和临床实践的指导思想。

（二）辨证论治

辨证论治是中医诊断和治疗疾病的思维和实践过程，是中医诊疗理论体系的一大特点，异病同治、同病异治是辨证论治的具体运用。

掌握辨证论治的概念，首先要搞清病、证、症三者的区别和联系，理解"证"是对内在病机的揭示，是对疾病发展过程中某一阶段的病理概括，反映了疾病的阶段性本质，是中医认识和治疗疾病的核心。

二、难点

（一）中医学的学科属性

一般来说，科学可以划分为自然科学、社会科学、哲学三大门类。中医学研究的对象是人，而人既具有自然属性又具有社会属性。因此说，中医学属于自然科学的范畴，但亦具有浓厚的社会科学的特点。

中医学在形成、发展过程中还受到中国古代哲学思想的深刻影响，是一门以自然科学为主体、多学科知识相交融的医学科学。

（二）中医学的思维方法

中医学在探索复杂生命现象过程中，以古代哲学为指导，形成了自身的思维方式和研究方法，从而架构了独具特色的中医学理论体系。随着中医学逐渐走向世界，这些独特的思维方法势必对现代医学理论发展产生深远的影响。

中医学的主要思维特点是注重宏观观察、重视整体研究、擅长哲学思维、强调功能联系。其具体思维方法有反观内证、司外揣内、取象比类、推演络绎、比较归纳、试探反证等。

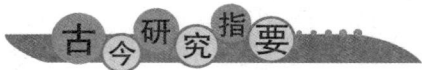

古今研究指要

一、整体观的研究

1. 在《道德经》《周易》《管子》等经典著作中，古人认为"道"或"精气"是宇宙万物的共同本原，这种思想深刻地影响着中医学理论的形成和发展。整体观念正是中国古代道本原论、精气学说、气一元论等哲学思想在中医学中的运用。

2. 在《内经》中，"形神合一观"、天地人"三才"合一的医学模式，以及"四时阴阳五行"学说均有着非常丰富的内容，这些都是整体观念在中医学中的具体体现。

3. 中医整体观有着非常深刻的科学内涵，反映了整体、系统的思想，与现代非线性系统科学（包括现代系统理论、自组织理论、混沌学、统一场论等）相通相契。

4. 中医学既强调人体内部的统一性，又重视机体与外界环境统一性的整体观思想，与现代免疫学在认识方法上有共同之处，深入探讨整体观念的免疫学意义，对于深化中医理论的研究有积极作用。

5. 中医学从宏观角度勾画出了"自然—情志—人"的整体医学模式，它对现代医学从单纯的"生物医学模式"向"生态—社会（心理）—生物"的医学模式转变起到了很好的示范和推动作用。

二、辨证论治的研究

1. 《内经》中记载了多种病证，初步形成了阴阳、脏腑、经络、虚实、寒热、精气血津液、六经、体质、地域、四时等辨证论治的雏形。《内经》虽未明确提出"辨证论治"的原则，但从其脏腑分证、六经分证来看，正是张仲景《伤寒杂病论》"辨证论治"诊疗体系形成的基础。

2. 张仲景《伤寒杂病论》发展了六经辨证、八纲辨证和脏腑经络辨证，并将辨证与辨病相结合，确立了辨证论治的基本法则。后世医家从不同角度丰富了张仲景辨证论治的方法和原则，如隋代巢元方《诸病源候论》，唐代孙思邈《千金方》，宋金庞安时《伤寒总病论》、成无己《伤寒明理论》、刘完素《素问玄机原病式》，明代喻昌《尚论篇》，清代柯琴《伤寒来苏集》、尤在泾《伤寒贯珠集》等等，都对辨证论治进行了深入的研究。

明清时期，中医诊疗体系已逐步形成包括八纲辨证、经络辨证（六经辨证、八脉辨证）、脏腑辨证、卫气营血辨证、三焦辨证等在内的更趋完善的辨证论治体系。

3.20 世纪 50 年代末，现代学者从四诊、八纲、生理病理学等多方面对中医证候进行了大量研究。其中，针对证本质的研究主要是从异病同证、同病异证入手，探讨了五脏之证、气血之证、阴阳寒热虚实等证的本质，为证候诊断指标的确立提供了一定理论和实验的依据。

4.20 世纪 80 年代始，医学界更加重视中医证候实质及证候规范化等的研究。先后开展了中医证候客观化规范化、证候本质、方证结合、病证结合等的研究。具体方法有文献整理、数理统计分析、数据库技术、动物模型、问卷调查等，并应用系统生物学、基因组学、蛋白质组学、代谢组学、复杂性科学等多学科知识对证候实质进行研究。

关于证候规范化，目前采用的主要方法是整理医籍文献，分析归纳出每个证候的基本症状和体征，再结合临床资料进行修正，最后通过临床验证，反复修改，加以完善和提高。

5. 当前，中医临床医学证候研究尚存在如下不足：一是虽然重视引进现代医学技术，却往往偏离中医证候研究目的；二是过分依赖检查和格式化治疗，缺乏以证为主的实践；三是中医药科研思路与设计方法相对偏少，大都是动物实验，符合回答中医药临床问题的、有创造性的成果较少。

课后习题训练

一、选择题

（一）A 型选择题（单项选择）

1. 被称为"医家之宗"的医学典籍是（　　）
   A.《难经》　　　　B.《内经》　　　　C.《伤寒杂病论》　　　　D.《神农本草经》
2. 中医理论体系的形成时期是（　　）
   A. 明清时期　　　B. 宋金元时期　　　C. 两晋隋唐　　　　D. 战国秦汉
3. "内伤脾胃，百病由生"是下列哪位医家提出（　　）
   A. 张从正　　　　B. 李东垣　　　　　C. 刘完素　　　　　D. 朱丹溪
4. 我国第一部药物学专著是（　　）
   A.《新修本草》　　B.《黄帝内经》　　C.《神农本草经》　　D.《本草纲目》
5. 确立了中医辨证论治体系的第一部临床医学专著是（　　）
   A.《伤寒杂病论》　B.《内经》　　　　C.《难经》　　　　　D.《神农本草经》

（二）X 型选择题（多项选择）

1. 中医学的主要特点包括（　）
   A. 唯物观　　　B. 相对观　　　C. 形神观　　　D. 整体观念　　　E. 辨证论治
2. 下列属于金元时期的医家有（　）
   A. 张仲景　　　B. 刘完素　　　C. 李杲　　　　D. 张从正　　　E. 陈无择
3. 下列属于证的有（　）
   A. 气虚　　　　B. 发热　　　　C. 气喘　　　　D. 肾阴虚　　　E. 脾阳虚
4. 唐·孙思邈主要著作有（　）
   A.《备急千金要方》　　　B.《针灸甲乙经》　　　C.《千金翼方》
   D.《神农本草经》　　　　E.《伤寒杂病论》
5. 明清时期对命门学说作出较大贡献的著名医家有（　　　）
   A. 孙思邈　　　B. 刘完素　　　C. 赵献可　　　D. 张景岳　　　E. 王清任

二、填空题

1. 中医学理论体系的主要特点是_____与_____。
2. 战国至秦汉时期，_____、_____、_____、_____四部医学典籍的问世，标志着中医理论体系已经形成。
3. 金元四大家分别是_____、_____、_____、_____。
4. 刘完素以_____立论，被称作_____派；李东垣被称作_____派；朱丹溪被称作_____派。
5. 张从正擅长用_____、_____、_____三法治疗疾病，故后世称其为_____。

三、判断并纠错题（对者打"√"，错者打"×"并纠正）

1.《黄帝内经》是现存最重要的医学经典著作。（　）
2.《诸病源候论》是第一部辨证论治的专著。（　）
2. 朱丹溪被后世称为"攻邪派"。（　）
4. 中医治病的着眼点在于"症"的异同。（　）
5.《本草纲目》是我国第一部药典。（　）

四、简答题

1. 中医学有什么显著特点？
2. 何谓辨证论治？
3. 何谓同病异治？异病同治？

五、论述题

1. 如何理解中医学整体观？

2. 症、证、病有何区别和联系？

习题参考答案

一、选择题

（一）A 型选择题（单项选择）

1. B   2. D   3. B   4. C   5. A

（二）X 型选择题（多项选择）

1. DE   2. BCD   3. ADE   4. AC   5. CD

二、填空题

1. 整体观念，辨证论治
2. 《黄帝内经》,《难经》,《伤寒杂病论》,《神农本草经》
3. 刘完素（守真），张从正（子和），李杲（东垣），朱震亨（丹溪）
4. 火热，寒凉，补土，滋阴
5. 汗，吐，下，攻邪派

三、判断并纠错题

1. √
2. × 《诸病源候论》改为《伤寒杂病论》
3. × "攻邪派"改为"滋阴派"或"朱丹溪"改为"张从政（子和）"
4. × "症"改为"证"
5. × 《本草纲目》改为《新修本草》

四、简答题

1. 答：特点有二：一是整体观，二是辨证论治。
2. 答：辨证论治又称辨证施治，包括辨证和论治两个方面。辨证是指将四诊所收集的资料、症状和体征，在中医理论指导下进行分析、综合、辨清疾病的原因、性质、部位和邪正关系，然后概括判断为某种性质的证候。论治是根据辨证的结果，确定相应的治疗原则和治法。
3. 答：病同证不同，故治法不同。病不同但证相同，则治法即可相同。

五、论述题

1. 答：（1）人自身是一个整体；（2）人与自然是一个整体；（3）人与社会是一个

整体。

2. 答：（1）区别：症是原始的病情资料，是诊断病和辨别证的主要依据，但症只是疾病的现象而不是病变的本质；证，反映了疾病某个阶段的本质变化，代表了疾病当前所处阶段的主要矛盾；病，反映了疾病病理变化的全过程，代表该具体疾病全过程的特点与规律，是疾病的根本性矛盾。（2）联系：每一种病都包含了以某一症状为主的若干症状、体征组合的证，在不同的阶段又可以表现出不同的证型。症，是病和证的基本要素。

第一章

中医学的哲学基础

学习目的要求

一、掌握精气的基本概念和精气学说的基本内容。

二、掌握阴阳的基本概念和阴阳学说的基本内容。

三、掌握五行的基本概念和五行学说的基本内容。

四、熟悉精气、阴阳、五行学说在中医学中的应用。

五、了解中医学思维方法的特点。

学习内容指要

第一节　精气学说

一、古代哲学精气的基本概念

精，又称精气，是一种充塞于宇宙之中的无形而运动不息的极细微物质，是构成宇宙万物的共同本原；在某些情况下专指气中的精粹部分，是构成人类的本原。

气，在古代哲学中，指存在于宇宙之中的不断运动且无形可见的极细微物质，是宇宙万物的共同构成本原。

精与气的概念，在古代哲学范畴中基本上是同一的。

二、精气学说的主要内容

（一）精气是构成宇宙的本原

世界上的一切事物都是由精气构成的，精气是宇宙万物共同的本原，万物的生成皆是精气自身运动的结果。

（二）运动是精气的根本属性

气的运动称为气机，自然界中气的运动形式主要有升降聚散；气的运动产生宇宙中的各种变化称为气化；运动是精气的根本属性。

（三）精气是天地万物相互联系的中介

精气维系着天地万物之间的相互联系，使万物相互感应。

三、精气学说在中医学中的应用

（一）对中医学精气生命理论构建的影响

精气学说关于精或气是宇宙万物本原的认识，对中医学中精是人体生命之本原，气是人体生命之维系，人体诸脏腑形体官窍由精化生，人体的各种机能由气推动和调控等理论的产生，具有极为重要的影响。

（二）对中医学整体观念构建的影响

古代哲学以精气学说为核心的整体观念渗透到中医学中，形成了同源性思维和相互联系的观点，构建了表达人体自身完整性及人与自然社会环境统一性的整体观念。

第二节　阴阳学说

阴阳学说，是研究阴阳的内涵及其运动变化规律，并用以阐释宇宙间万事万物的发生、发展和变化的一种古代哲学理论；是古人探求宇宙本原和解释宇宙变化的一种世界观和方法论，属于中国古代唯物论和辩证法范畴。

一、阴阳的概念

阴阳，是对自然界相互关联的某些事物或现象对立双方属性的概括。

阴阳，既可以表示相互对立的事物或现象，又可以表示同一事物或现象内部对立着的两个方面。

事物的阴阳属性，既有绝对性的一面，又有相对性的一面。

二、阴阳学说的内容

阴阳学说的基本内容，包括对立制约、互根互用、交感互藏、消长、转化等。

（一）对立制约

属性相反的阴阳双方在统一体中，相互斗争、相互制约和相互排斥。

（二）互根互用

互根，是指一切事物或现象中相互对立着的阴阳双方，具有相互依存、互为根本的关系；互用，是指阴阳双方具有相互资生、促进和助长的关系。

（三）交感互藏

交感，是指阴阳二气在运动中相互感应而交合，亦即相互发生作用；互藏，是指相互对立的阴阳双方的任何一方都包含着另一方，即阴中有阳、阳中有阴。

（四）阴阳消长

对立互根的阴阳双方不是一成不变的，而是处于不断的增长和消减的变化之中。阴阳双方在彼此消长的运动过程中保持着动态平衡。

（五）阴阳转化

阴阳双方在一定条件下可以向其相反方向转化，"重阴必阳""重阳必阴"，"寒极生热""热极生寒"。"重""极"是事物阴阳总体属性发生转化的内在因素和必备条件。

三、阴阳学说在中医学中的应用

（一）说明人体的组织结构

人体是由阴阳结合而成的有机整体，各组织结构都可划分其阴阳属性。

（二）概括人体的生理功能

人体的正常生命活动是阴阳保持对立统一协调的结果。人体生理功能，无论从整体还是从部分而言，皆可以阴阳加以概括。

（三）阐释人体的病理变化

1. 分析病因的阴阳属性
总体而言，外感病邪为阳，内伤情志饮食劳倦为阴。

2. 分析病机变化的基本规律
以阴阳失调作为疾病变化的总病机，主要表现形式是：阴阳偏胜——阳胜则热、阴胜则寒；阴阳偏衰——阳虚则寒、阴虚则热。

（四）用于疾病的诊断

1. 分析四诊资料
色泽、气息、呼吸、动静、脉象皆可分阴阳。

2. 概括疾病证候

辨别阴证、阳证是诊断疾病的总原则。

（五）用于疾病的防治

调整阴阳，使之保持或恢复相对平衡，达到阴平阳秘，是防治疾病的基本原则和主要内容。

（六）分析和归纳药物的性能

药性以寒凉属阴，温热属阳；药味以辛甘（淡）为阳，酸苦咸为阴；药之作用以升浮为阳，沉降为阴。

第三节 五行学说

五行学说，是研究木火土金水五行的概念、特性、生克制化乘侮规律，并用以阐释宇宙万物的发生、发展、变化及相互关系的一种古代哲学思想，属于中国古代唯物论和辩证法范畴。

一、五行的基本概念

五行，即木、火、土、金、水五种物质及其运动变化。

古人运用抽象出来的五行特性，采用取象比类和推演络绎的方法，将自然界中的各种事物和现象分归为五类，并以五行"相生""相克"的关系来解释各种事物和现象发生、发展、变化的规律。

二、五行学说的基本内容

（一）五行相生与相克

1. 五行相生

木、火、土、金、水之间存在着有序的递相资生、助长和促进的关系。

五行相生次序：木生火、火生土、土生金、金生水、水生木。

在五行相生关系中，任何一行都具有"生我"和"我生"两方面的关系。"生我"者为母，"我生"者为子。

2. 五行相克

木、火、土、金、水之间存在着有序的递相克制、制约的关系。

五行相克次序：木克土、土克水、水克火、火克金、金克木。

在五行相克关系中，任何一行都具有"克我"和"我克"两方面的关系。"克我"者为"所不胜"，"我克"者为"所胜"。

（二）五行制化与胜复

1. 五行制化

五行之间既相互资生，又相互制约，维持平衡协调，推动事物间稳定有序的变化与发展。

2. 五行胜复

五行中一行亢盛（即胜气），则引起其所不胜（即复气）的报复性制约，从而使五行之间复归于协调和稳定。

（三）五行相乘与相侮

1. 五行相乘

五行中一行对其所胜的过度制约或克制。又称"倍克"。

五行相乘的次序与相克相同，但本质上是有区别的。导致五行相乘的原因有"太过"和"不及"两种情况。

2. 五行相侮

五行中一行对其所不胜的反向制约和克制。又称"反克"。

五行相侮的次序是：木侮金、金侮火、火侮水、水侮土、土侮木。导致五行相侮的原因，亦有"太过"和"不及"两种情况。

注意：相乘和相侮，都是不正常的相克现象，两者之间既有区别又有联系。①区别：前者是按五行的相克次序发生过度的克制，后者是与五行相克次序相反方向的克制现象。②联系：在发生相乘时，也可同时发生相侮；发生相侮时，也可同时发生相乘。

三、五行学说在中医学中的应用

（一）说明五脏的生理功能及其相互关系

1. 说明五脏的生理特点
2. 构建天人一体的五脏系统
3. 说明五脏之间的生理联系
（1）以五行相生说明五脏之间的资生关系。
（2）以五行相克说明五脏之间的制约关系。
（3）以五行制化说明五脏之间的协调平衡。

（二）说明五脏病变的相互影响

1. 相生关系的传变

包括"母病及子"和"子病及母"两个方面。

2. 相克关系的传变

包括"相乘"和"相侮"两个方面。

（三）指导疾病的诊断

1. 确定五脏病变部位
以事物五行属性归类和生克乘侮规律确定五脏病变的部位。

2. 推断病情的轻重顺逆
根据五色之间的生克关系来推测病情的轻重顺逆。

（四）指导疾病的治疗

1. 控制疾病的传变
据母子相及和乘侮传变规律，及早采取阻截病证传变的措施，预防五脏病证的传变。

2. 确定治疗原则与治法
（1）根据相生关系确定治则：虚则补其母、实则泻其子。
具体治法：补母——滋水涵木、培土生金、金水相生、益火补土法。
　　　　　　泻子——肝火泻心、心火泻胃法。
（2）根据相克关系确定治则：抑强扶弱。
具体治法：抑强——抑木扶土、泻南补北法。
　　　　　　扶弱——培土制水、佐金平木法。
（3）根据药物的色、味，按五行归属指导脏腑用药。
（4）指导针灸取穴和情志疾病的治疗等。

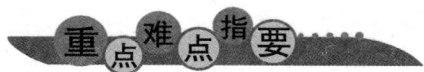

重点难点指要

一、重点

（一）精气的概念与精气学说

精气是中医哲学基础上最基本最重要的概念。
　　精气作为宇宙万物的共同构成本原的概念，离不开道家对"道"和"元气"作为宇宙本原的认识。从春秋时期老子的"道本原论"到先秦时期的"精气学说"，再到汉代及后世的"气一元论"，深刻反映了中国古人善于从整体、普遍联系的观点看待天地万物。精气学说是中国古代哲学特有的世界观和方法论，是"天地人"三才一体观之肇源。
　　"精气学说"或"气一元论"也因此被称为整个中医理论的基石。

（二）阴阳的概念与阴阳学说

阴阳是古代哲学中"道"和"精气"之外又一最基本最重要的概念。
　　老子说："道生一，一生二，二生三，三生万物，万物负阴而抱阳，冲气以为和。""精气"或"元气"即属"一"的层次，"阴阳"即属"二"的层次，它是对自然界中相互关联的事物和现象或同一事物内部对立双方属性的概括。

阴阳学说具有十分丰富的内涵，对其内涵的概括有一个渐进的、发展的过程。近年来对阴阳交感互藏等的挖掘、整理，丰富了阴阳学说的内容，对于更准确地理解和把握阴阳学说具有重要意义。

（三）五行的概念与五行学说

五行概念有一个发展的过程，《尚书·洪范》五行特性的描述对于哲学五行概念的形成具有里程碑的意义。

五行是对自然界中由本原之气化生的"木火土金水"自然属性及其运动变化的概括。五行之间正常的相生、相克和异常的相乘、相侮构成了五行学说的主要内容。正常的生克制化维持了系统的动态平衡，其中任何一行的太过或不及将导致相乘、相侮等异常现象的发生，影响系统的动态平衡，在人体将引起病理改变。

二、难点

（一）古代哲学精气与中医学精气的联系与区别

哲学中的精气概念与中医学中的精气概念既有密切联系，又有严格区别，中医学的精气概念受到古代哲学精气概念的深刻影响。

哲学中的精与气实际上是一个相同的概念，精即气，为无形的细微物质。而中医学中的精与气是两个不同的概念，精是有形之精微物质，气是无形之精微物质；精是生命的本原，气是生命的动力；精能化气，气能生精，两者是同一物质存在的不同形式和状态。

（二）阴阳属性的绝对性和相对性

事物的阴阳属性，既有绝对性的一面，又有相对性的一面。

绝对性：若该事物的总体属性未变，或比较的对象或层次未变，它的阴阳属性是固定不变的。事物阴阳属性的绝对性，主要表现在其属阴或属阳的不可变性，即不可反称性。如水与火，水属阴、火属阳，其阴阳属性一般是固定不变的，不可反称的。水不论多热，对火来说，仍属阴；火不论多弱，对水来说，仍属阳。因此，事物的阴阳属性在某种意义上是绝对的，这种绝对性，也称为规定性。

相对性：若事物的总体属性发生了改变，或比较的层次或对象变了，则它的阴阳属性也随之改变，故事物阴阳属性在某种意义上说又是相对的，主要表现在三个方面：①事物的阴阳属性在一定条件下，可以发生相互转化；②阴阳属性相反的两种事物或事物内部相互对立的两个方面可以划分阴阳，而其中的任何一方又可以再分阴阳；③比较对象不同，事物的阴阳属性也可以发生改变。

（三）五行归类的取象比类与推演络绎

古人运用取象比类和推演络绎两种方法进行事物的五行归类。

取象比类法：即从事物的形象中找出能反映其本质的特征，直接与五行各自的特性相比较，以确定其五行属性的方法。如事物属性与木的特性相类似，则将其归属于木；与火的特性相类似，则将其归属于火。

推演络绎法：即根据已知的某些事物的五行属性，推演至其他相关的事物，以得知这些事物五行属性的方法。如秋季万物萧条，类似于金之肃降，故属金；而秋季气候干燥，故燥也就归属于金。又如肝属木，由于肝合胆、主筋、其华在爪，开窍于目，故经推演络绎而把胆、筋、爪、目皆归属于木。

取象比类法和推演络绎法是中医学重要的思维方法，但也存在一定的局限性。因为事物存在着同一性和差异性，同一性提供了类比和推演的逻辑依据，差异性则可能限制类比和推演结果的准确性，所以五行的归类切忌过于机械，避免牵强附会。

（四）五行胜复

五行胜复，属五行之间按相克规律的自我调节，是五行系统内部在出现不协调时，本身具有的一种反馈调节机制。

胜气出现的原因有两种，一是由于五行中一行的太过，即绝对亢盛；二是由于五行中一行的不足而致其所不胜的相对偏盛。五行中一行亢盛，则按相克次序克制，引起所不胜（即复气）旺盛，以制约该行的亢盛，使之复归于常。

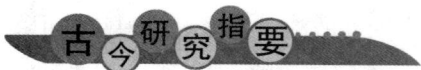

古今研究指要

一、精气学说的研究与发展

中国古代元气论（精气学说），是在道家以气解道、道气相通的学说基础上形成并发展的。中国的"气"概念不属于一家一派，不是兴于某一个特定的历史时期，也不局限于某一学术领域。就其发展历程来看，元气论萌芽于先秦，形成于两汉，至宋、明、清达到了最高峰。

关于精气学说，近年来的研究：一是在分清精和气的古代哲学概念与中医学概念的不同方面作了一定探索；二是对古代哲学的元气概念与中医学的元气概念作了明确区分；三是搭建了气理论的结构：宇宙本原之气是最高层次的气，其次是自然界的大气与人身之气；四是明确了古代哲学生命本原说与中医学生命本原说的区别。

关于"道"或"气"为宇宙本原的认识，其科学内涵正在被现代科学所揭示。美国高能物理学家卡普拉博士在《物理学之道》中写道："中国的哲学思想提供了能够适应现代物理学新理论的一个哲学框架，中国哲学思想的'道'暗示着'场'的概念，'气'的概念与量子'场'的概念也有惊人的类似。"

有现代学者认为，要充分理解中国古代哲学中关于"道"或"气"为宇宙本原的思想，应该认真学习并深入实践古人提倡的"近取诸身"的认识事物的方法（即"内证实验法"），并与现代宇宙学、现代复杂性系统科学充分地结合起来。

二、阴阳五行学说的研究与发展

阴阳五行与精气学说相结合，构成了中国古代的哲学思想体系，这些观念是中国传统科学思想的基本要素。著名的科学史家李约瑟称它是"古代中国人能够构想的最终原理"。

哲学"阴阳"的概念，最早见于《易经》，其通篇都在讲"阴阳"变化的数理和哲理。而哲学"五行"的概念最早见于《尚书》。但两种观念的产生，可以追溯到更久远的年代。

《内经》对阴阳五行学说进行了系统阐述，并融入于整个中医学领域，《素问》的《阴阳应象大论》《四气调神大论》《生气通天论》《金匮真言论》《调经论》《著至教论》《阴阳离合论》《脉要精微论》《天元纪大论》《通评虚实论》《至真要大论》等，《灵枢》的《阴阳系日月》《营卫生会》《论疾诊尺》等篇集中阐述了阴阳学说及其应用；《素问》的《阴阳应象大论》《六微旨大论》《五运行大论》《金匮真言论》《玉机真藏论》及《灵枢·本藏》等篇阐述了五行学说及其应用。

在《内经》基础上，历代医家对阴阳五行学说多有发挥。如《难经》中《六十一难》《六十九难》《七十七难》等，运用五行学说对疾病传变和虚实补泻原理进行了阐发；张仲景《伤寒论》58 条曰："凡病，若发汗，若吐，若下，若亡血、亡津液，阴阳自和者必自愈"；孙思邈《千金要方》曰："夫心者火也，肾者水也，水火既济"；王冰次注《黄帝内经素问》曰："壮水之主以制阳光，益火之源以消阴翳"；张景岳《类经》曰："阴阳者，一分为二也"，"善补阴者，必于阴中求阳""善补阳者，必于阳中求阴"等，均是对阴阳学说的很好运用。

近年来对于阴阳五行学说的研究主要表现在两个方面：一是以辩证唯物主义和历史唯物主义为指导，从哲学、历史学、文化学等方面揭示阴阳、五行学说形成及发展的源流，力求阐明阴阳、五行学说的科学、人文价值及其在中医理论体系中的地位；二是运用现代系统理论、自组织理论、混沌学等非线性系统科学以及数学、物理学、生物学等自然科学和生命科学知识来揭示阴阳、五行学说的科学内涵。

课后习题训练

一、选择题

（一）A 型选择题（单项选择）

1. 自然界用来区分阴阳属性的最主要标志是（ ）
   A. 寒热　　　B. 水火　　　C. 明暗　　　D. 动静　　　E. 虚实
2. 以下可用阴阳转化来解释的是（ ）
   A. 阴病治阳　　B. 阳胜则阴病　　C. 寒极生热　　D. 阳损及阴　　E. 阳病治阴
3. 言人身脏腑之阴阳，则心属（ ）
   A. 阴中之阳　　B. 阴中之阴　　C. 阳中之阴　　D. 阳中之阳　　E. 阴中之至阴

4. "阳胜则阴病"是指（　　）

　　A. 阴精有余损伤阳气　　　B. 阴气不足则阳相对偏亢　　　C. 阴不足损伤阳气

　　D. 阳不足则阴偏胜　　　　E. 阳邪有余损伤阴气

5. "益火之源以消阴翳"的治法适用于（　　）

　　A. 阴虚证　　　B. 阳虚证　　　C. 阴偏胜　　　D. 阳偏胜　　　E. 阴阳两虚

6. 肾病传心属于（　　）

　　A. 母病及子　　B. 子盗母气　　C. 传其所胜　　D. 传其所不胜　　E. 火侮水

7. 肺病导致心病，属于（　　）

　　A. 子病及母　　　B. 母病及子　　　C. 相乘　　　D. 相侮　　　E. 以上均不是

8. 土气有余而致木气虚弱是（　　）

　　A. 制其所胜　　　　　　B. 侮所不胜　　　　　C. 己所胜侮而乘之

　　D. 己所不胜轻而侮之　　E. 侮其所胜

9. 按事物属性的五行归类，下列正确的是（　　）

　　A. 秋，燥，苦，鼻，大肠　　B. 冬，寒，辛，肾，耳　　C. 春，东，青，肝，筋

　　D. 夏，暑，咸，心，脉　　　E. 长夏，湿，土，肺，口

10. 以下不属于五行相克关系传变的是（　　）

　　A. 木旺乘土　　B. 土不生金　　C. 土虚水侮　　D. 木火刑金　　E. 土虚木乘

（二）B 型选择题（单项选择）

　　A. 八卦　　　B. 精气　　　C. 阴阳　　　D. 五行　　　E. 男女之精

11. 宇宙万物的本原是（　　）

12. 天地万物相互联系的中介是（　　）

　　A. 升降聚散　　　B. 气机　　　C. 气化　　　D. 升降出入　　　E. 精气

13. 气的运动称为（　　）

14. 人体之气运动的主要形式有（　　）

　　A. 上午　　　B. 下午　　　C. 中午　　　D. 前半夜　　　E. 后半夜

15. 属于阳中之阳的时间是（　　）

16. 属于阴中之阳的时间是（　　）

　　A. 阴中有阳　　　　　　B. 热者寒之　　　　　C. 阴在内，阳之守也

　　D. 阳中有阴　　　　　　E. 重阴必阳，重阳必阴

17. 可以用阴阳互根说明的是（　　）

18. 可以用对立制约说明的是（　　）

　　A. 寒者热之　　B. 阴中有阳　　C. 热极生寒　　D. 阳病治阳　　E. 寒者热之

19. 可以用阴阳互藏说明的是（　）
20. 可以用阴阳转化说明的是（　）

　A. 心病及肝　　B. 脾病及肺　　C. 肝病及肺　　D. 肝病及脾　　E. 脾病及肝
21. 属子病及母的是（　）
22. 属母病及子的是（　）

　　A. 阴阳双补　　B. 热者寒之　　C. 阳病治阴　　D. 阴病治阳　　E. 寒者热之
23. "益火之源，以消阴翳"指的是（　）
24. "壮水之主，以制阳光"指的是（　）

　　A. 母病及子　　B. 相乘　　C. 子病犯母　　D. 相侮　　E. 制化
25. 肾病及肝属于（　）
26. 土壅木郁属于（　）

　　A. 相侮　　B. 相乘　　C. 子病犯母　　D. 母病及子　　E. 制化
27. "见肝之病，知肝传脾"属于（　）
28. "水气凌心"属于（　）

　　A. 喜　　B. 惊　　C. 恐　　D. 悲　　E. 怒
29. 喜胜（　）
30. 思胜（　）

（三）D 型选择题（双项选择）

31. 自然界万物的共同本原是（　）（　）
　　A. 天　　B. 地　　C. 道　　D. 精气　　E. 云
32. 阴阳的征兆是（　）（　）
　　A. 水　　B. 天　　C. 地　　D. 云　　E. 火
33. "阴胜则阳病"的病理机制是（　）（　）
　　A. 阴阳制约太过　　　　B. 阴阳皆长　　　　C. 阴阳此消彼长
　　D. 阴阳此长彼消　　　　E. 阴阳制约不及
34. 阴阳消长变化的原理是（　）（　）
　　A. 阴阳对立制约　　　　B. 阴阳互根互用　　　　C. 阴阳交感
　　D. 阴阳互含互藏　　　　E. 阴阳相互转化
35. 下列属阳长阴消变化的有（　）（　）
　　A. 人体由睡眠转入工作　　B. 气温从夏至秋到冬　　C. 人体由工作转入睡眠
　　D. 气温从冬至经春至夏　　E. 人体饥饿时疲乏

36. 五行中木气过亢，可以导致（　）（　）

    A. 木乘土 　　　　B. 木侮金 　　　　C. 金虚木侮 　　　D. 土虚木乘 　　　　E. 土壅木郁

37. 引起五行相乘的原因有（　）（　）

    A. 所不胜亢盛 　　　　　　B. 所胜亢盛 　　　　　　　　C. 所不胜虚弱

    D. 所胜虚弱 　　　　　　　E. 所不胜不亢

38. 下列哪些病变属于相侮传变？（　）（　）

    A. 肝气乘脾 　　　　　　　B. 肝火犯肺 　　　　　　　C. 脾虚水泛

    D. 脾虚及肺 　　　　　　　E. 木虚金乘

39. 以下可分为阴与阳的一对事物是（　）（　）

    A. 外出的 　　　B. 天 　　　C. 温热的 　　　D. 明亮的 　　　　E. 地

40. 五行中与土行具有母子关系的有；（　）（　）

    A. 木 　　　B. 火 　　　C. 土 　　　D. 水 　　　E. 金

（四）X 型选择题（多项选择）

41. 古代哲学精气学说的基本内容包括（　）

    A. 人有三宝精气神 　　　　　　B. 精气是构成自然界万物的本原

    C. 精气是运动与变化着的 　　　　D. 天地精气化生为人

    E. 精气是自然界相互感应的中介

42. 五行中"土"的特性具有（　）

    A. 受纳 　　　B. 闭藏 　　　C. 生化 　　　D. 承载 　　　E. 润下

43. 阴阳消长属（　　　　）

    A. 量变过程 　　　　B. 物极必反 　　　　　C. 绝对的

    D. 质变过程 　　　　E. 在一定限度内

44. 根据阴阳属性的划分，以下属阳的是（　）

    A. 温煦 　　　B. 抑制 　　　C. 兴奋 　　　D. 推动 　　　E. 滋润

45. 以下可用阴阳互根理论解释的有（　）

    A. 阳病治阴 　　B. 阴病治阳 　　C. 阴损及阳 　　D. 阳损及阴 　　E. 阳中求阴

46. 症见寒象的病人，其病机可能是（　　　　）

    A. 阴胜 　　　B. 阴虚 　　　C. 阳胜 　　　D. 阳虚 　　　E. 精亏

47. 以下属于阴的属性是（　）

    A. 上升 　　　B. 滋润 　　　C. 抑制 　　　D. 衰退 　　　E. 沉降

48. 一年中从夏至到冬至的气候变化过程属（　）

    A. 寒极生热 　　B. 热极生寒 　　C. 阳消阴长 　　D. 阴消阳长 　　E. 阴阳皆长

49. 以下属根据阴阳制约原理确立的治疗原则是（　）

    A. 阴病治阳 　　B. 阳病治阴 　　C. 热者寒之 　　D. 寒者热之 　　E. 阳中求阴

50. 以下说明阴阳互根互用的是（　）

    A. 阳在外，阴之使也 　　B. 阴在内，阳之守也 　　　C. 阴中求阳

　　D. 阴胜则阳病　　　　　　　E. 孤阴不生，独阳不长

51. 事物阴阳属性的相对性表现在（　　）

　　A. 阴中有阳　　　B. 阳中有阴　　　　C. 热极生寒　　　　D. 阴阳消长

　　E. 比较对象不同，阴阳属性可能改变

52. 自然界中，阴主（　　）

　　A. 生发　　　　B. 成形　　　　C. 化气　　　　D. 收敛　　　　E. 贮藏

53. 自然界中，阴阳转化是（　　）

　　A. 质变过程　　　B. 量变过程　　　C. 重阴必阳　　　D. 热极生寒　　　E. 无条件的

54. 中医学思维方法的特点是（　　）

　　A. 注重整体研究　　　　　　B. 比较　　　　　　　　　C. 擅长哲学思维

　　D. 强调功能联系　　　　　　E. 注重宏观观察

55. 脾与自然界的联系是（　　）

　　A. 五方之中央　　　B. 五气之湿　　　C. 五化之藏　　　D. 五味之苦　　　E. 五色之黄

56. 以下证候中不属于阳证的是（　　）

　　A. 实证　　　　B. 里证　　　　C. 热证　　　　D. 寒证　　　　E. 虚证

57. 以下药物性味属于阴的是（　　）

　　A. 温　　　　B. 苦　　　　C. 辛　　　　D. 甘　　　　E. 酸

58. 根据五行中母子相生原理确定的治法有（　　）

　　A. 益火补土　　　B. 疏肝健脾　　　C. 滋水涵木　　　D. 培土生金　　　E. 培土制水

59. 导致五行相侮的原因是（　　）

　　A. 气有余则侮其所胜　　　B. 气有余则侮所不胜　　　　　C. 气不及则己所不胜侮之

　　D. 气不及则己所胜侮之　　　E. 气不及则母侮其子

60. 以下症状与体征属于阳的是（　　）

　　A. 脉洪数　　　B. 色泽晦黯　　　C. 烦躁不安　　　D. 面色红赤　　　E. 语言高亢

二、填空题

1. 中国古代哲学家认为_____是构成宇宙的最基本的物质。

2. 阴阳是对自然界_____的事物和现象_____的概括。

3. 《尚书》将五行的特性概括为"水曰_____、火曰_____、木曰_____、金曰_____、土爱_____。

4. 阴阳的最初涵义是_____。

5. 相克关系中，克我者为_____；我克者为_____。

6. 阴阳属性的相对性表现在_____和_____。

7. 阴阳学说的基本内容包括_____、_____、_____、_____、_____。

8. 事物的阴阳属性，既有_____的一面，又有_____的一面。

9. 五味的五行归类，其中属于火的是_____味，属于水的是_____味。

10. 五志的五行归类，其中属于金的是_____，属于土的是_____，属于木的

是_____。

三、名词解释

1. 精气
2. 阴阳
3. 三宝
4. 阴阳学说
5. 阴阳制约
6. 阴阳互藏
7. 阴阳消长
8. 阴阳互根
9. 阴阳转化
10. 阴阳交感
11. 五行
12. 五行学说
13. 五行相生
14. 五行相克
15. 五行制化
16. 五行胜复
17. 五行相乘
18. 五行相侮
19. 母病及子
20. 子病及母
21. 培土生金
22. 益火补土
23. 金水相生
24. 抑木扶土
25. 泻南补北
26. 培土制水

四、是非判断题（对者打"√"，错者打"×"）

1. 精气学说认为世界万物包括人在内皆由精气构成（　　）
2. 阳虚则寒是指阳气不足而致的实寒证（　　）
3. 五行之间"所胜"与"所不胜"的关系，即是相乘关系（　　）
4. 阴阳的消长是相对的、平衡是绝对的（　　）
5. 五行生克制化是自然界当中的正常现象（　　）
6. 阴阳的征兆是寒与热（　　）

7. 事物的阴阳属性是绝对的，一成不变的（　　）

8. 肾病传及心病属相侮传（　　）

9. 五脏疾病传变，一般而言，母病及子病情较重（　　）

10. 五行相乘是一行对其所不胜的反向克制（　　）

五、简答题

1. 精气学说有哪些内容？

2. 阴阳学说有哪些内容？

3. 根据五行相生与相克原则制定的治则是什么？各有哪些常见的治法？

4. 何谓五行的生克制化？两者有何关系？

5. 相乘与相侮有何区别与联系？

6. 阴阳学说概括人体病理变化的总纲是什么？

7. 阳胜则热与阴虚则热有何不同？

8. 阴阳的特征是什么？

9. 阴阳转化的内在根据是什么？

10. 发生阴阳转化的条件是什么？

11. 阴阳学说用于指导疾病治疗的基本原则是什么？

12. 何谓"传其所胜"？

13. 何谓"传其所不胜"？

14. 如何运用五行母子相生规律确定治疗原则？

15. 如何用阴阳属性归纳药物的性能？

16. 如何对中药的性味进行五行归类？

六、论述题

1. 试用精气学说说明人体生命活动的整体性。

2. 阴阳的消长与转化有何联系？试举例进行说明。

3. 为什么说阴阳的属性是相对的？

4. 试应用阴阳学说说明人体的病理变化。

5. 阴阳学说怎样用于确定疾病的治疗原则？

6. 导致五行相乘与相侮发生的原因有哪些？试举例进行说明。

七、案例分析

1. 李某，男，20岁，职员。主诉：气喘促、喉中痰鸣4天，高热1天。

病史：自幼"支气管哮喘"，逢寒即发，冬天尤甚。其人身材瘦弱，平素神疲乏力，畏寒，手足不温，大便稀溏。5天前受凉后旧病复发，呼吸急促，喉中喘鸣有声，形寒肢冷。因工作繁忙，未及时就诊。昨天开始发热，体温达39.6℃，气粗痰鸣，难以平卧。痰黄黏稠，心中烦躁，面红，舌质红，苔黄，口干，脉数。

请问本证前后阶段的阴阳属性是什么？疾病发生了什么转化？导致本证性质转化的原因是什么？

2. 张某，女，28岁，公司经理。主诉：两胁痛、嗳气腹满6天，咳嗽3天。病史：6天前与同事吵架后，情志抑郁，两胁胀痛，后出现嗳气频频，不思饮食，脘腹胀满窜痛。前日起开始心烦易怒，口苦，咽干，咳嗽连连，干咳，痰少黏稠。舌脉：舌质红，苔黄，脉弦数。①用五行乘侮理论解释上述现象。②用五行学说指出本证如何治疗。

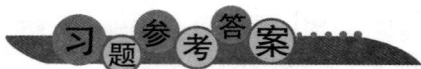

习题参考答案

一、选择题

（一）A型选择题

1. B　2. C　3. D　4. E　5. B　6. C　7. D　8. B　9. C　10. B

（二）B型选择题

11. B　12. B　13. B　14. D　15. A　16. E　17. C　18. B　19. B　20. C　21. A　22. B　23. D　24. C　25. A　26. D　27. B　28. B　29. D　30. C

（三）D型选择题

31. CD　32. AE　33. AD　34. AE　35. AD　36. AB　37. AD　38. BC　39. BE　40. BE

（四）X型选择题

41. BCDE　42. ACD　43. ACE　44. ACD　45. CDE　46. AD　47. BCDE　48. BC　49. ABCD　50. ABCE　51. ABCE　52. BDE　53. ACD　54. ACDE　55. ABE　56. BDE　57. BE　58. ACD　59. BD　60. ACDE

二、填空题

1. 精气
2. 相互关联，对立双方
3. 润下，炎上，曲直，从革，稼穑
4. 日光的向背
5. 所不胜，所胜
6. 在一定条件下，阴和阳之间可以发生相互转化；事物的无限可分性
7. 阴阳的对立制约，阴阳互根互用，阴阳消长，阴阳交感互藏，阴阳相互转化
8. 绝对性，相对性
9. 苦，咸

10. 悲，思，怒

三、名词解释

1. 精气：精气是存在于宇宙中的运行不息的无形可见的极细微物质，是构成宇宙万物的共同本原。

2. 阴阳：阴阳是中国古代哲学的一对范畴，它是宇宙中相互关联的事物或现象对立双方属性的概况。

3. 三宝：三宝即精、气、神。精和气是构成人体和维持人体生命活动的最基本物质，神是人体生命活动的总体现，故精气神被称之为人身三宝。

4. 阴阳学说：阴阳学说是中国古代朴素的对立统一理论，是用以认识自然和解释自然的一种世界观和方法论，包括阴阳对立制约、互根互用、交感互藏、消长、转化、自和与平衡等内容。

5. 阴阳制约：阴阳双方相互对立，互相约束的性质，在相互制约中达到动态平衡。

6. 阴阳互藏：指相互对立的阴阳双方的任何一方都包含有另一方，即阴中有阳，阳中有阴，阴阳当中复有阴阳。

7. 阴阳消长：是指阴阳在不断地消长运动中维持着相对的平衡状态。

8. 阴阳互根：指阴阳之间相互依存，相互为用的关系。

9. 阴阳转化：是指阴阳在一定的条件下可以相互转化，即阴可转化为阳，阳可转化为阴，转化的条件是"极"和"重"。

10. 阴阳交感：阴阳交感是指阴阳二气在运动中相互感应而交合的过程。

11. 五行：是指木、火、土、金、水五种物质及其运动变化。

12. 五行学说：是以木、火、土、金、水五种物质的特性及其生克制化规律来认识世界、解释世界和探索宇宙内在运动规律的一种方法论。

13. 五行相生：指五行之间存在着有序的递相滋生、促进的关系。

14. 五行相克：指五行之间存在着有序的递相克制、制约的关系。

15. 五行制化：指五行之间相互化生、相互制约以维持系统平衡协调的关系。

16. 五行胜复：指五行中一行亢盛（即胜气），则引起其所不胜（即复气）的报复性制约，从而使五行之间复归于协调与平衡。

17. 五行相乘：指五行之间相克太过，超过正常制约的程度，使事物之间失去正常的协调关系，又叫"倍克"。

18. 五行相侮：指五行中的某一行本身太过，使原来克它的一行不仅不能制约它，反而被它反向克制，又称反侮或"反克"。

19. 母病及子：指病邪从母脏传及子脏。

20. 子病及母：指病邪从子脏传及母脏。

21. 培土生金：即健脾补肺法。通过培补脾气以助益肺气的方法，适用于肺脾虚弱证。

22. 益火补土：即温肾健脾法，指用温补肾阳以助脾阳的方法，适用于脾肾阳虚证。

23. 金水相生：即滋养肺肾法，通过肺肾同治以滋养肺肾之阴，适用于肺肾阴虚证。

24. 抑木扶土：即疏肝健脾法，是以疏肝、平肝，佐以健脾治疗肝旺乘脾证。

25. 泻南补北：即泻心火（南）滋肾水（北），适用于肾阴不足，心火偏亢，水火不济的心肾不交证。

26. 培土制水：是指通过温运脾阳以治疗水湿停聚的方法，适用于脾虚水湿不运之证。

四、判断题

1. √ 2. × 3. × 4. × 5. √ 6. × 7. × 8. × 9. × 10. ×

五、简答题

1. 答：精气是构成宇宙的本原，运动是精气的根本属性，精气是天地万物互相作用的中介，天地精气化生为人。

2. 答：包括阴阳的对立制约、互根互用、交感互藏、消长、转化、自和与平衡等方面。

3. 答：①根据相生关系确定的治则是补母泻子，常用治法有滋水涵木、益火补土、培土生金、金水相生法。②根据相克关系确定的治则是抑强扶弱，治法有抑木扶土、培土制水、佐金平木和泻南补北等。

4. 答：生克制化是指五行之间正常的相生与相克的关系。相生与相克是不可分割的两个方面，没有相生，就没有事物的发生与成长，没有相克，就不能维持事物在协调关系下的变化与发展。只有生中有克，克中有生，相互生化，相互制约，才能推动事物正常的变化与发展。

5. 答：相乘，是指五行中的某一行对所胜一行的克制太过，从而引起的一系列异常相克反应。其次序与相克一致。相侮，是指五行中的某一行对其所不胜的一行的反克，又称"反侮"。其次序与相克相反。相乘与相侮的区别：相乘是顺五行递相克制的次序发生的克制太过，相侮是逆五行相克次序而出现的反克。相乘与相侮的联系：在发生相乘时，也可同时出现相侮现象。同样，在产生相侮的同时也可出现相乘的现象。

6. 答：中医学把"阳胜则热，阴胜则寒，阳虚则寒，阴虚则热"称为病理总纲。

7. 答：阳胜则热，"胜"指邪气盛，表现为实热证；阴虚则热，"虚"指正气虚，表现为虚热证；二者临床表现也不同。

8. 答：凡是运动的、外向的、上升的、温热的、无形的、明亮的、兴奋的均属于阳。凡是静止的、内守的、下降的、寒冷的、有形的、晦黯的、抑制的均属于阴。

9. 答：阴阳转化的内在根据是阴阳的互根互用、互藏互寓。阴阳之所以能够转化，是因为对立双方相互倚伏着向对立面转化的因素。阴中寓阳，阴才有向阳转化的可能性，阳中藏阴，阳才有向阴转化的可能性。

10. 答：变化之极，是阴阳转化的条件。"重阴必阳，重阳必阴"，"寒极生热，热极生寒"，这里的"重"和"极"就是发生阴阳转化的条件。

11. 答：基本原则是调整阴阳，补其不足，泻其有余，恢复阴阳的相对平衡。

12. 答："我克"者，为我"所胜"。"传其所胜"就是相乘，即本脏过盛，对所胜一行相克太过，导致该行为病。

13. 答："克我"者，为我"所不胜"。"传其所不胜"，就是相侮，即本脏过盛，反克所不胜一行，导致该行为病。

14. 答：其基本原则是"补母'与"泻子"，即"虚则补其母"、"实则泻其子"。

15. 答：药性有寒、热、温、凉四种。寒凉药物能减轻或消除热证，属阴；温热药物能减轻或消除寒证，属阳。五味有辛、甘、酸、苦、咸五种，辛甘属阳，酸、苦、咸属阴。药物有升、降、浮、沉作用趋向，升、浮属阳，沉、降属阴。

16. 答：酸属木入肝，苦属火入心，甘属土入脾，辛属金入肺，咸属水入肾。

六、论述题

1. 答：精气学说认为精气是宇宙万物的构成本原，人类为自然万物之一，与自然万物存在着共同的生化之源。精气学说渗透于中医理论之中，促使中医学形成了同源性思维和相互联系的观点，构建了表达人体自身完整性及与自然社会环境统一性的整体观念。中医学认为"人与天地相参"、"天人相应"，人与自然、社会环境之间通过气的中介作用时刻进行着各种物质与信息的交流。正是因为气的中介作用，才使人与自然、人与社会之间表现出统一性。

2. 答：事物的发展，有量变和质变两个方面。量变是质变的开始，质变必须先有量变的过程。如果说阴阳消长是一个量变的过程，那么阴阳转化就是在量变基础上的质变。动而不已的阴阳消长是阴阳转化的前提与基础，阴阳转化是阴阳消长超过一定限度的必然结果。如某些急性热病，阳盛则热，同时由于阳长阴消，而导致阴液耗伤。如热毒极盛，持续高热，大量消耗机体正气，则阴阳可发生转化，而突然出现体温下降、面色苍白、四肢厥冷、脉微细欲绝等一派阴寒危象，这即属一定条件下阳证转化为阴证。

3. 答：事物的阴阳属性，虽然存在着规定性，但并不是绝对不可变的，而是相对的，可变的。阴阳属性的相对性表现在三个方面：一是阴阳的属性是在与自己的对立面的比较中确定的，并随着条件的变化而改变；二是阴阳中复有阴阳，即阴阳无限可分。三是阴和阳在一定的条件下，还可以相互转化，阳转化为阴，阴转化为阳。所以说阴阳的属性是相对的。

4. 答：①人体内阴阳之间的消长平衡是维持生命活动的基本条件，即"阴平阳秘"为健康状态。若在某些原因作用下，破坏了阴阳协调状态，即产生疾病。因此，阴阳失调是一切疾病发生的基本原理之一。②疾病的发生和发展，关系到人体的正气和邪气两个方面。正气分阴阳，包括阴气与阳气；邪气也有阴邪和阳邪。疾病过程，多为邪正斗争的过程，其结果是引起机体阴阳偏盛或偏衰。所以无论疾病病理变化多么复杂，都可用阴阳的偏盛、偏衰来概括。③疾病的病理变化总纲为："阳胜则热，阴胜则寒；阳虚则寒，阴虚则热。"④人体阴阳失调出现的病理现象，在一定条件下可各自向相反的方向转化，即阴证转化为阳证，阳证转化为阴证。再则，寒热真假、阴阳格拒，阴阳亡失都是可以用阴阳理论来说明人体的病理变化。

5. 答：①由于疾病发生、发展的根本原因是阴阳失调。因此，调整阴阳，补其不足，损其有余，恢复阴阳的协调平衡，促使阴平阳秘，是治疗疾病的根本原则。②阴阳偏胜的治疗原则：采用"实者泻之"的方法。阳偏胜用"热者寒之"法，以寒凉药以制阳热证。由于"阳胜则阴病",出现阴虚时,可配滋阴之品。阴偏胜用"寒者热之"法,用温热药以制阴寒证。由于"阴胜则阳病",故出现阳虚时,可配以助阳之品。③阴阳偏衰的治疗原则:采用"虚者补之"的方法。阳偏衰即虚寒证,用"益火之源,以消阴翳,即虚热证,用"壮水之主,以制阳光"的方法。④对于阴阳偏盛偏衰的治疗,根据阴阳互根原理,张景岳提出"阴中求阳"、"阳中求阴"的治法。即所谓:"善补阳者,必于阴中求阳,则阳得阴助而生化无穷;善补阴者,必于阳中求阴,则阴得阳升而泉源不竭。"

6. 答:导致相乘的原因有太过与不及两种情况。一是五行中某一行过度亢盛(太过),对其"所胜"一行克制太过,使其虚弱。二是五行中某一行过于虚弱(不及),难以承受"所不胜"一行的正常限度的克制,而更加虚弱。导致相侮的原因也有"太过"和"不及"两种情况。太过所致的相侮,是指五行中的某一行过于强盛,使其"所不胜"一行不仅不能克制它,反而受到它的反向克制。不及所致的相侮,是指五行中某一行过于虚弱,不仅不能制约其"所胜"的一行,反而受到其"所胜"一行的"反克"。

七、案例分析

1. ①本证初起为寒哮,属阴证。昨日起变为热哮,属阳证。②本证为阴证转化为阳证,寒证转化为热证。③事物的阴阳属性在一定条件下可以发生转变,本证初起为寒哮,属阴证,因未及时治疗(这是本证转化的条件),肺气闭阻,郁而化热,成为热哮。

2. ①本案中,张某因情志所伤,导致肝气郁结,肝气横逆乘脾犯胃,属木旺乘土。肝郁久化火,上逆犯肺,肺失肃降,引起咳嗽,属木火刑(侮)金。②对于五行乘侮为病,总的治疗原则是抑强扶弱。对于肝(木)乘脾(土),采用抑木扶土法;对于木火刑金,采用佐金平木法。

第二章 ┃

藏　象

一、掌握藏象的基本概念，五脏、六腑、奇恒之腑的分类及主要区别。

二、掌握五脏共同的生理特点和各自的生理功能、生理特性，及其与形体、官窍、五志、五液、五时的联系。

三、掌握六腑共同的生理特点和各自的生理功能。

四、掌握奇恒之腑共同的生理特点和各自的生理功能。

五、掌握脏与脏、脏与腑、腑与腑、脏与奇恒之腑之间的关系。

六、熟悉藏象学说的形成与特点。

七、了解心包络与命门学说的梗概。

第一节　藏象学说概论

藏象学说，是研究藏象的概念，各脏腑的形态结构、内在物质、生理功能、病理变化，以及脏腑之间、脏腑与形体官窍、与自然社会环境之间相互关系的学说。它是中医学特有的关于人体生理病理的系统学说，也是整个中医理论体系的核心部分。

一、藏象的基本概念

藏象，是指藏于体内的内脏及其表现于外的生理病理征象及与自然界相通应的事物和现象。"藏"的概念，不仅是一个解剖学概念，更重要的是一个生理、病理学概念，一个功能单位的概念。

二、藏象学说的形成

（一）以古代解剖学知识为基础

《内经》、《难经》对脏腑的形态、重量、容量等都有所描述，为藏象学说的形成奠定了形态学基础。

（二）长期生活实践的观察

古人采用了"以表知里"和取象比类的思维方法，来认识人体的生理、病理规律，为藏象学说形成的主要依据。

（三）古代哲学思想的渗透

以精气阴阳五行学说为代表的古代哲学思想渗透到中医学中，对藏象学说的形成及系统化起了重要作用。

（四）医疗实践经验的积累

通过医疗效果来探索和反证脏腑的生理病理，使藏象学说不断丰富和完善，并升华为指导临床的理论。

三、藏象学说的特点

藏象学说的主要特点是以五脏为中心的整体观，体现于以五脏为中心的人体自身的整体性及五脏与自然环境的统一性两个方面。

四、五脏、六腑与奇恒之腑的生理特点

藏象学说依据内脏的生理功能特点和形态的不同，将人体的内脏分为五脏、六腑、奇恒之腑三类（表2－1）。

表2－1 脏腑分类及主要区别表

	五脏	六腑	奇恒之腑
脏腑名称	心、肺、脾、肝、肾	胃、大肠、小肠、三焦、膀胱、胆	脑、髓、骨、脉、胆、女子胞
阴阳属性	阴	阳	阴
形态特点	实体性器官	管腔性器官	形多中空、类似于腑
运动特点	藏而不泻、满而不实	泻而不藏，实而不满	藏而不泻
功能特点	藏精气（化生和贮藏精气）	传化物（受纳和传化水谷）	贮藏精气
经络表里关系	有	有	除胆外、均无

五脏共同的生理功能是化生和贮藏精气，特点是"藏而不泻，满而不实"；六腑共同的生理功能是受盛和传化水谷，特点是"泻而不藏，实而不满"；奇恒之腑形态中空有腔与六腑相似，功能贮藏精气"藏而不泻"与五脏相同，但又别于五脏和六腑。

五、脏腑精气阴阳的概念

脏腑之精，是指贮藏于脏腑中具有营养濡润作用的有形的精微物质。

脏腑之气，是指分布于脏腑间具有温煦动力作用的无形的极细微物质。

脏腑之阴，是指脏腑内具有凉润、宁静、抑制等作用的物质。

脏腑之阳，是指脏腑内具有温煦、推动、兴奋等作用的物质。

第二节　五　脏

一、心

（一）生理功能

1. 主血脉

心气推动和调控血液在脉中运行，流注全身，发挥营养作用。

包括心主血和主脉：主血包括行血和生血两个方面；主脉指心气推动和调控心脏的搏动和脉管的舒缩，使脉道通利，血流通畅。

心、脉、血三者密切相连，构成血液循环系统。血液在脉中正常运行，必须以心气充沛、血液充盈、脉管通利为基本条件。

2. 藏神

又称主神明或主神志。指心有统帅全身脏腑、经络、形体、官窍的生理活动和主司精神、意识、思维、情志等心理活动的功能，包括生理和心理活动两方面。

心的主血脉与藏神功能密切相关。心血充足，则能化神养神而使心神灵敏不惑；心神清明，则能驭气以调控心血的运行，濡养全身脏腑形体官窍及心脉自身。

（二）生理特性

1. 阳脏

心位于胸中，五行属火，为阳中之阳，称为"阳脏""火脏"。

2. 主通明

心脉以通畅为本，心神以清明为要。

（三）与形、窍、志、液、时的关系

1. 在体合脉，其华在面

心与脉相连，其气相通，心气推动血行于脉；心的气血盛衰及功能正常与否，可由面部的色泽变化显露出来。

2. 在窍为舌

心之本脉系舌根，心之气血通于舌，舌主味觉和言语有赖于心血的营养及心神的支配。

3. 在志为喜

喜为心之精气经气化表现于外的一种情志活动，心之气血充足，人则精神愉悦、欣喜乐观。

4. 在液为汗

一者心主神，因精神情志引起的出汗与心直接相关；二者汗为津液所化，津血同源、血汗同源，心主血，故称汗为心之液。

5. 与夏气相通应

夏季炎热，万物茂盛。心为火脏、阳脏、主动，与夏季同气相求。

附：心包络

心包络，简称心包，亦称"膻中"，是心脏外面的包膜，有保护心脏的作用，在经络学说中，手厥阴心包经与手少阳三焦经相为表里，故心包络属于脏。古代医家认为，心为人身之君主，不得受邪，所以外邪侵心，则心包络当先受病，故心包有"代心受邪"之功用。

二、肺

（一）生理功能

1. 主气司呼吸

肺主气包括主呼吸之气和主一身之气两个方面。

主呼吸之气，指肺是气体交换的场所。通过肺的呼吸作用，吐故纳新，实现机体与外界环境之间的气体交换，以维持生命活动。

主一身之气，指肺有主司一身之气的生成和运行的作用。肺主一身之气的生成，体现于宗气的生成；肺主一身之气的运行，体现于有节律的呼吸，调节全身气机的升降出入运动。

上述二者皆基于肺的呼吸功能。肺的呼吸调匀是气的生成和气机调畅的根本条件。

2. 主行水

肺气的宣发肃降作用推动和调节全身水液的输布与排泄。

①肺气宣降，将水液向上向外布散，外达肌肤官窍、内至脏腑组织，发挥滋润濡养作用；②肺气宣发，排泄汗液、呼出浊气同时也排出部分水液；③肺气肃降，既将水液布达于内脏，又向下输送归于肾。

3. 朝百脉，主治节

肺朝百脉，指全身血液经百脉流向于肺，由肺主呼吸进行内外清浊之气的交换，再通过肺气的宣降，将富有清气的血液经百脉送至全身。即肺气有助心行血的作用。

肺主治节，指肺气具有治理调节全身气、血、水运行的作用，是对其生理功能的高度概括。

（二）生理特性

1. 肺为华盖

肺居脏腑之上，其位最高。

2. 肺为娇脏

肺为清虚之体，不容纤芥；外合皮毛，开窍于鼻，易受外邪侵袭，不耐寒热。

3. 肺气宣降

肺气向上向外宣发和向内向下肃降运动，二者相反相成、相制互用，使人之呼吸均匀、气血流畅、水液输布。

（三）与形、窍、志、液、时的关系

1. 在体合皮，其华在毛

肺宣散卫气和津液以温润皮肤，皮肤汗孔随肺气宣肃进行气体交换以助肺司呼吸；肺输布精气而充养皮毛，其气之盛衰、功能之强健可从毛发之荣枯反映出来。

2. 在窍为鼻

鼻与喉相通而连于肺，为呼吸之通道，其气之出入与嗅觉必赖肺气的和利。

3. 在志为忧（悲）

忧（悲）为肺之精气经气化表现于外的情志变化，肺气充足又使人对于忧（悲）的刺激具有承受能力。

4. 在液为涕

涕为肺之阴津所化，赖肺气宣发至鼻窍以润鼻，肺气敛肃使涕不外流。

5. 与秋气相通应

秋季凉生，万物收敛，肺主清肃下行，与秋季同气相求。

三、脾

（一）生理功能

1. 主运化

脾具有将饮食水谷转化为精微和津液，并转输至全身各脏腑的生理功能。

脾气的化主要是帮助肠胃消化饮食；脾气的运主要是帮助肺把水谷精微和津液送到全身。运化谷物与运化水液是同时进行的，是脾之运化不可分割的两个方面。

基于脾的这一功能，其被誉为"后天之本"。

2. 主统血

脾气有统摄、控制血液在脉中正常运行而不逸出脉外的功能。

（二）生理特性

1. 脾气主升

指脾气的升腾运动以上输水谷精微于心肺和维持内脏位置稳定的生理特性。

2. 喜燥恶湿

脾为湿土，湿邪对脾有易感性；湿邪内侵既可损伤脾阳，又可阻遏脾气的升清，使脾失健运，水湿内生，故脾欲求干燥清爽。

（三）与形、窍、志、液、时的关系

1. 在体合肉，主四肢

脾主运化水谷精微，化生气血，营养全身肌肉，使之丰满健壮；脾主运化水谷精微而升清阳，四肢得清阳之气则轻劲有力。

2. 在窍为口，其华在唇

脾气之运化正常与否，可从食欲、口味反映出来。脾气健运则饮食口味正常；口唇红润光泽，是脾运化水谷精微功能正常的反映。

3. 在志为思

思是以脾之精气为物质基础，经脾气气化而表现于外的一种意识思维活动。脾化生之气血充足，脑得所养而能正常思维、思考、思虑。

4. 在液为涎

涎为口津，是脾之阴津所化，经脾气运化至口腔，润口、助吞咽和消化，脾气固摄则涎不外流。

5. 与长夏之气相通应

长夏万物华实，合土生万物之象；脾主运化，化生精气血津液，以奉生身，与长夏同气相求。

四、肝

（一）生理功能

1. 主疏泄

肝具有疏通全身气机，使之调畅的作用。

肝的疏泄作用主要表现为：①促进血液与津液的运行输布；②促进脾胃的运化功能和胆汁分泌排泄；③调畅情志；④促进男子排精与女子排卵、行经。

肝失疏泄：一为疏泄不及则肝气郁结；二为疏泄太过则肝气亢逆。

2. 主藏血

肝具有贮藏血液、调节血量和防止出血的功能。

肝藏血的意义是：①涵养肝气；②调节血量；③濡养自身与筋目；④为经血之源；⑤防止出血。

肝的疏泄与藏血功能相辅相成、相互为用。主疏泄关系到气机的调畅，主藏血关系到血液的贮藏和调节，故疏泄与藏血和谐的体现是人体气血和调。

（二）生理特性

1. 肝为刚脏

肝气主升主动，具有刚强躁急的生理特性。

2. 肝主升发

肝具有升生阳气以启迪诸脏，升发阳气以调畅气机的作用。

（三）与形、窍、志、液、时的关系

1. 在体合筋，其华在爪

筋约束骨骼，联系关节，其运动强劲有力而灵活，须赖肝之气血的营养；爪为筋之余，也赖肝之气血营养，爪甲之荣枯可反映肝之精气的盛衰。

2. 在窍为目

肝的经脉上连于目系，目的视力有赖于肝气之疏泄和肝血之营养。

3. 在志为怒

怒为肝之精气经气化表现于外的一种情志变化，体现其升发主动的特性，彰显其"将军""刚脏"的个性。

4. 在液为泪

泪为肝之阴津所化，经肝气疏泄至目，滋润和保护眼目，肝气收摄，使泪不外流。

5. 与春气相通应

春季阳气始生，自然界生机勃发、欣欣向荣；肝主升发喜条达而恶抑郁，与春季同气相求。

五、肾

（一）生理功能

1. 藏精

肾具有贮存、封藏先后天精气的生理功能，精是构成人体和维系生命活动最基本的物质。

肾藏精的作用：

（1）主生长发育生殖：人体生、长、壮、老、已的生命过程，以及生殖器官的发育、性机能的成熟与生殖能力的维持等，都取决于肾中精气的盛衰。

（2）推动和调节脏腑气化：肾精、肾气及其分化的肾阴、肾阳在推动和调控脏腑气化过程中起着极其重要的作用。

基于肾的这一功能，其被誉为"先天之本"。

2. 主水

肾气具有主司和调节全身水液代谢的功能。

主要体现在以下两方面：①肾阳蒸腾气化推动水液的转输与排泄；②肾气对其他参与水液代谢脏腑的促进作用；③肾气对于膀胱开合的控制作用。

3. 主纳气

肾气具有摄纳肺所吸入的自然界清气，保持吸气的深度，防止呼吸表浅的作用，这实际上是肾主封藏在呼吸运动中的具体体现。

（二）生理特性

1. 主蛰

喻肾有潜藏、封藏、闭藏之特性，是对其藏精功能的高度概括。

2. 守位

相火（肾阳）涵于肾中，潜藏不露，以发挥其温煦、推动等作用。

（三）与形、窍、志、液、时的关系

1. 在体合骨，生髓，其华在发

肾藏精生髓而养骨，骨的生理功能与肾精密切相关；髓有骨髓、脊髓、脑髓之分，皆由肾中精气化生；精化血，血旺则养发，故发为肾之外候，发之长与落、荣与枯，常能反映肾精的盛衰。

2. 在窍为耳及二阴

耳主听觉系于脑，肾精化髓通于脑，脑髓得养则听觉灵敏；前阴主生殖与排尿，后阴主排便，均赖肾之气化方可正常进行。

3. 在志为恐（惊）

恐为肾之精气经气化表现于外的一种情志变化，肾气充足又使人对于惊恐的刺激具有承受能力。

4. 在液为唾

肾经挟舌本；唾为肾精所化，经肾之气化而出于舌下；肾气封藏，使唾不外流。

5. 与冬气相通应

冬季寒冷，万物静谧闭藏；肾为水脏而藏精，为封藏之本，与冬季同气相求。

附：命门

命门：①最早记载于《内经》，谓"命门者目也"；②《难经》始被赋予"生命之门"之名；③明清医家对命门开展了较为深入的研究，有着多种见解，主要体现于命门的形态、部位和功能上。

基本认识：命门即"生命之门"；命门在生理功能上与肾息息相通；肾阳即命门之火，肾阴即命门之水；意在强调肾气与肾阴、肾阳于生命活动中的重要作用。

第三节 六 腑

一、胆

（一）生理功能

1. 贮藏和排泄胆汁
胆汁由肝精肝血化生，或由肝之余气凝聚而成，生成后贮藏于胆腑，并在肝气的疏泄作用下注入肠中，以促进水谷的消化和吸收。

2. 主决断
胆在精神意识思维活动中，具有判断、决定事物的作用；可防御和消除某些精神刺激的不良影响；维持精气血津液的正常运行，协调脏腑间的关系。

（二）为奇恒之腑

胆为六腑之一，又为奇恒之腑之一。

二、胃

（一）生理功能

1. 受纳水谷
胃气具有接受和容纳饮食水谷的作用，其功能的强弱，可以通过食欲和饮食多少反映出来。

2. 腐熟水谷
胃气具有将饮食物初步消化，并形成食糜的作用。
胃气的受纳、腐熟水谷功能，必须与脾气的运化功能相互配合。

（二）生理特性

1. 胃气通降
胃气宜保持通畅下降的运动趋势，主要体现于将食糜下输于小肠及糟粕的排泄过程中。

2. 喜润恶燥
胃当保持充足的津液以利饮食物的受纳和腐熟。

三、小肠

1. 受盛化物
小肠接受由胃下传的食糜，停留一定时间，以利于进一步消化。

2. 泌别清浊

食糜在小肠进一步消化后，分别为水谷精微和食物残渣两部分；将水谷精微（津液）吸收经脾转输于全身，将泌别出的食物残渣下输大肠、水液归于膀胱。

小肠的泌别清浊不仅关系到饮食物的消化吸收，还参与了人体水液代谢，故有"小肠主液"之说。

四、大肠

传化糟粕

大肠接受小肠传下的食物残渣，再吸收其多余水分，形成粪便，经肛门排出体外。

大肠吸收食物残渣中水液的作用，被谓之"燥化"，在一定程度上参与了人体的水液代谢，故有"大肠主津"之说。

五、膀胱

1. 贮存尿液

水液由肺气的肃降下输于肾，经肾气的蒸化作用，升清降浊，浊者下归于膀胱，贮存于此。

2. 排泄尿液

浊水存于膀胱变化为尿，由肾及膀胱之气的调控作用，开合有度，定时从溺窍排泄于体外。

六、三焦

（一）六腑之三焦

是有具体生理功能的脏器，并有自身的经脉为手少阳三焦经，其功能是疏通水道、运行水液。

（二）部位之三焦

作为上中下部位的划分，包含了上至头下至足的整个人体，已超出了实体六腑的概念，其功能是通行诸气和运行水液。

部位三焦各自的生理特点：

1. 上焦如雾　心肺宣发布散水谷精微，如自然界雾露之灌溉。

2. 中焦如沤　脾胃腐熟运化水谷，蒸化精微，化生气血津液，如物发酵之沤熟。

3. 下焦如渎　大小肠、肾、膀胱泌别清浊，传化糟粕，排泄二便，如沟渠无阻之畅通。

第四节　奇恒之腑

奇恒之腑，是脑、髓、骨、脉、胆、女子胞的总称。本节只介绍脑及女子胞。

一、脑

1. 为元神之府

来自于先天的元神藏于脑，对生命的存在具有重要意义。

2. 司精神活动

人的精神活动，包括思维意识和情志活动等，都是客观外界事物反映于脑的结果。

3. 司感觉运动

眼、耳、口、鼻、舌等五脏外窍，皆位于头面，与脑相通。人的视、听、言、动等，皆与脑有密切关系，故又有"精明之府"之称。

二、女子胞

1. 主持月经

月经的产生，是脏腑经脉气血及天癸作用于胞宫的结果，胞宫的功能正常与否直接影响月经的来潮。

2. 孕育胎儿

胞宫是女性孕育胎儿的器官。受孕之后，月经停止来潮，脏腑经络血气皆下注于冲任，到达胞宫以养胎，直至成熟而分娩。

女子胞的生理功能与脏腑、天癸、气血，与冲、任、督、带及十二经脉，均有密切关系。

第五节　脏腑之间的关系

一、脏与脏之间的关系

（一）心与肺

1. 气助血行

心主血既依赖心气的推动，亦有赖肺气的辅助。

2. 血助气行

心血正常循环也能维持肺主气功能的进行。

3. 宗气贯通

宗气贯心脉、司呼吸，加强了血液运行与呼吸吐纳之间的协调平衡。

（二）心与脾

1. 血液生成

水谷精微通过脾的升清，上输于心肺，贯注于心脉而化赤为血；心血又供养于脾以维持其正常的运化功能。

2. 血液运行

血液运行有赖于心气的推动，又依靠脾气的统摄。

（三）心与肝

1. 血液运行

心行血，推动血液运行；肝藏血，贮藏血液、调节血量。

2. 精神情志

心藏神，主宰精神意识思维及情志活动；肝疏泄，调畅气机，维护精神情志的舒畅。

（四）心与肾

1. 水火既济

心属火、肾属水。心火（阳）居上必须下降于肾，使肾水不寒；肾水（阴）居下必须上济于心，使心火不亢。二脏水火升降互济，维持阴阳的协调平衡。

2. 精神互用

心藏神、肾藏精。精能化气生神，为气、神之源；神能控精驭气，为精、气之主。

3. 君相安位

心主君火、肾藏相火（命火）。君火在上，为一身之主宰；相火在下，为神明之基础，表现为心阳与肾阳的关系。

（五）肺与脾

1. 气的生成

肺呼吸自然界的清气；脾运化水谷产生谷气，清气与谷气在肺中汇为宗气，宗气与元气再合为一身之气。

2. 水液代谢

肺气宣降以行水，使水液正常地输布与排泄；脾气运化，散精于肺，使水液正常地生成与输布。

（六）肺与肝

气机升降

肝主升发，肺主肃降。肺与肝的生理联系，主要体现在人体气机升降的调节方面。

（七）肺与肾

1. 水液代谢

肺气宣发肃降而行水，有赖于肾气及肾阴肾阳的促进；肾气蒸化及升降的水液，有赖于肺气的肃降。

2. 呼吸运动

肺气肃降，有利于肾的纳气；肾精肾气充足，纳摄有权，也有利肺气之肃降。

3. 阴阳互资

金为水之母，肺阴充足，下输于肾，使肾阴充盈；肾阴为诸阴之本，肾阴充盛，上滋于肺，使肺阴充足。

（八）肝与脾

1. 食物消化

肝主疏泄，有助于脾胃对饮食物的消化、吸收和转输；脾气健运使气血生化，肝得濡养有利其疏泄。

2. 血液运行

脾气健旺，生血有源，统血有权，使肝有所藏；肝血充足，藏泻有度，血量得以正常调节，气血才能运行无阻。

（九）肝与肾

1. 精血同源

肾藏精、肝藏血，精血皆由水谷之精化生和充养，且能相互资生，故曰同源互化。

2. 藏泄互用

肝气疏泄可促使肾气开合有度；肾气闭藏可防肝气疏泄太过。疏泄与封藏，相反而相成，从而调节女子月经、排卵和男子排精。

3. 互滋互制

肾阴滋养肝阴，共同制约肝阳；肾阳资助肝阳，共同温煦肝脉。

（十）脾与肾

1. 相互资生

脾的运化，有赖肾之阳气的温化推动；肾的藏精，亦赖脾之水谷之精气的充养培育。体现了先天与后天相互促进的关系。

2. 水液代谢

脾气运化水液功能的正常，须赖肾气的蒸化及肾阳的温煦；肾主水液输布代谢，又赖脾气及脾阳的协助。

二、腑与腑之间的关系

六腑的生理功能虽然各不相同，但它们都是传化水谷、输布津液的器官。

饮食入胃，经胃腐熟后下降于小肠，小肠进一步消化，并泌别清浊，清者养全身，浊者下传大肠和膀胱，最后变为尿液和粪便排出。其间，还有赖于胆汁排泄以助消化，三焦疏通水道以渗水液的作用。

六腑必须不断地由上而下递次传送水谷，不能停滞不动，其受纳、消化、传导、排泄的过程，是一个虚实、空满不断更替的过程。

三、脏与腑之间的关系

（一）心与小肠

心主血脉，心阳之温煦，心血之濡养，有助于小肠之化物；小肠化物，吸收水谷精微，其浓厚部分经脾气转输于心，化血以养心脉。

（二）肺与大肠

肺气清肃下降，促进大肠的传导，有利糟粕的排出；大肠传导糟粕下行，亦有利肺气的肃降。

（三）脾与胃

1. 水谷纳运相得

胃主受纳腐熟，为脾主运化提供前提；脾主运化，也为胃的继续摄食提供条件及能量。

2. 气机升降相因

脾气主升，胃气主降，为脏腑气机上下升降的枢纽。

3. 阴阳燥湿相济

脾为阴脏，性喜燥而恶湿；胃为阳腑，性喜润而恶燥。

（四）肝与胆

1. 同司疏泄

肝气疏泄有利胆汁的分泌排泄，而胆汁排泄无阻又有利肝的疏泄条达。

2. 共主勇谋

胆主决断与人的勇怯有关，而决断又来自肝之谋虑。

（五）肾与膀胱

肾气充足，蒸化及固摄水液，则尿液生成、贮存于膀胱并有度排泄；膀胱贮尿排尿有度，也有利肾气主水。

四、五脏与奇恒之腑之间的关系

（一）五脏与女子胞

女子胞与心肝脾肾关系密切。

1. 心

心神内守，心血充盛通畅，有助月经发生和孕育胎儿。

2. 肝

肝主疏泄和藏血，若气血和调，心情舒畅，则能适时排卵、按时行经。

3. 脾

脾为气血之源，血足气旺，则能化生经血与统摄经血。

4. 肾

肾中精气充盛而天癸至，冲任二脉通盛，则能发生月经和孕育胎儿。

（二）五脏与脑

中医藏象学说将脑的功能总属于心所主的神，又分属于五脏所藏的神魂魄意志，这种关系被称之为"五神藏"。

1. 心藏神

心主血脉，血液由脉上达于脑，脑得血养，人则神志正常，产生意识思维、聪明智慧。

2. 肝藏魂

肝血充盈，血供养魂，人则魂能内守，主司运动与内在思维。

3. 肺藏魄

肺气充足，魄得气养，人则精力充沛，处事与工作能力强而有魄力。

4. 脾藏意

脾气健旺，营养充足，意得营气所养，人则意念丰富，感觉记忆良好。

5. 肾藏志

肾中精气充足，志得精养，人则记忆力强，志向远大。

（三）五脏与脉

1. 心主血脉 心气推动和调控着脉管的舒缩；心神驭气，调节着心脏的搏动、血管的舒缩及血液的运行。

2. 脾主统血 脾气固摄和控制血液在脉中运行而不逸出。

3. 肺朝百脉 肺气辅助心脏推动和调节血液的运行。

4. 肝主疏泄 肝气条达，心情舒畅，使心脏搏动有序，脉管舒缩有度。

5. 肾之阴阳 肾为五脏阴阳之本，肾阳助心阳，促进心脏的搏动和脉管的收缩；肾阴资心阴，减缓心脏的搏动及促使脉管舒缓。

（四）五脏与骨、髓

肾藏精，精化髓，精足则髓满骨充，骨骼发育健全，身体强壮；精足则脊髓得以充养，脑髓盈满。

由于肾精的充盛与五脏六腑之精是否充足有关，故骨与髓的发育与五脏精气也有密切的关系。

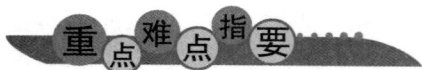

重点难点指要

一、重点

（一）藏象的基本概念

"藏象"，是藏居于人体内部的五脏六腑及其所属的一切器官组织的外在景象。因为内脏居于深层，古代医家几乎无法直接观察到它们的形态结构，只能从生理活动和病理变化所显现于体表的现象加以说明，故谓之"藏象"。

"藏象"二字，突出的是"象"，以象测藏。"象"义有三：①基于中医早期粗浅的解剖学知识，指人体器官的形态之象；②基于古代医家长期反复的医疗实践与临床验证，指人体内脏表现于外的生理病理现象；③基于中医学天人相应的思想与取象比类的认识方法，指与人体内脏相通应的事物和自然现象。

"藏象"首次提出于《素问·六节藏象论》，并围绕着这一命题全面讨论了脏腑的主要功能和与之相关的精神意识思维活动、外在组织器官联系及与四时阴阳的通应等。由此看来，"藏象"并非单一的内脏实质，其涉及面甚广，具有多重性含义。

总之，中医所言"藏象"，是形态与功能的统一，是以脏器为中心对人体系统功能的归纳和总结，从多个侧面和层次反映了人体生命活动的规律。

（二）五脏的功能和特点

五脏以"藏而不泻"为主要功能。藏者，化生、贮藏之意。五脏所藏有二：一藏精，五脏是人体精微物质的贮藏地，其中心藏脉、肺藏气、脾藏营、肝藏血、肾藏精，给全身提供了营养，是维持生命活动的基础；二藏神，五脏又是人体精神意识思维的居舍，其中心藏神、肝藏魂、肺藏魄、脾藏意、肾藏志，形神合一则生命和谐。

五脏以"满而不实"为主要特点。由于精和神对于人体生命的重要性，五脏所藏的精和神应保持盈满旺盛，不宜妄泄亏损，也不似六腑充实水谷，呈现时满时虚的流通状态。

正常时，五脏以"藏"为贵，以"满"为顺；病变时，五脏不藏则精气外泄，不满则精气不足；临证时，虚证多责之于五脏，当以滋补精气为要。

（三）六腑的功能和特点

六腑以"泻而不藏"为主要功能。泻者，传导、输送与排泄之意。六腑受纳水谷、吸收精华、排泄糟粕，有入有出，时刻保持流通状态，方能更好地消化吸收。

六腑以"实而不满"为主要特点。由于水谷及其化物应及时传送输泄，不能久留体内，而且这些有形之物在六腑的传化时实时虚、虚实交替，不宜同时充满，也不似五脏藏精，时刻处于盈满状态。

正常时，六腑以"泻"为贵，以"通"为用；病变时，六腑不泻则水谷化物壅滞，不通则水谷化物阻塞；临证时，实证多责之于六腑，当以通泻胃肠为法。

（四）奇恒之腑的功能

奇恒之腑以"藏而不泻"为主要功能。

奇恒之腑功能似五脏，主藏阴精，如脑藏脑髓、骨藏骨髓、脉藏血液、胆藏胆汁、女子胞藏精血并孕育胎儿；但其组织结构多为空腔性器官，又与六腑相似。此外，奇恒之腑中除了胆，余者皆无脏腑间的表里配合，也无五行配属，却与经脉中的奇经八脉联系紧密。

因而，奇恒之腑是"藏而不泻"的腑，是不同于六腑的另一类腑，故《素问·五脏别论》首次提出此名，将其单列，谓之"奇恒"，以示其亦脏亦腑、非脏非腑的独特性。

（五）五脏的精气血阴阳

五脏之精气血阴阳，既要维持生命活动，又要保障本脏需要，使之行使各自的职责。基于此，五脏在人体具有重要地位。

对五脏所藏的精气血阴阳，应该明确的是，并非各脏都含有这些物质的全部内容，分布不是均衡的，如：心脏内含心气、心血、心阴、心阳；肺脏内含肺气、肺阴；肝脏内含肝气、肝血、肝阴、肝阳；脾脏内含脾气、脾阴、脾阳；肾脏内含肾气、肾精、肾阴、肾阳。

因为内在的物质基础各有侧重，就决定了五脏在功能上表现出不同的特点，如：心肝两脏对气血阴阳的需求均高，其功能上互用互制；肺少血而多津液，其功能需要阴津的滋润；脾少阴血而多阳气，其运化需要阳气的推动；肾少血而多精，其生长发育与生殖离不开精的作用等。

所以，学习时既要掌握五脏"藏精气"的共性，更要掌握其不同的个性。五脏的内在物质决定其功能各异、决定其病变各异，治疗时也就应当据其所好补其所需进行调整。

（六）脏与脏之间的关系

以中医整体观为指导思想，认为脏腑之间在功能上相互依存、相互配合、相互制约，共同完成人体复杂的生命活动。脏腑关系具体为脏与脏、脏与腑、腑与腑等。脏与腑的关系主要是建立在经络表里与生理功能相互配合基础之上的，腑与腑的关系体现在饮食物消化、吸收、转输与排泄的全过程中。

下面重点讨论脏与脏的关系：

1. 借助于五行生克乘侮理论

以相生规律阐释五脏间的相互资生：木生火——肝藏血以济心；火生土——心火以温脾阳；土生金——脾生精微以充肺；金生水——肺肃降以助肾水；水生木——肾水以涵肝木。

以相克规律阐释五脏间的相互制约关系：木克土——肝条达以疏脾土；土克水——脾运化以防肾水泛；水克火——肾水上济以防心火亢；火克金——心火阳热以制肺金清肃；金克木——肺肃降以抑肝气升。

2. 立足于五脏精气阴阳及其生理功能

总体来看：心为"五脏六腑之大主"，心主血脉，脏腑才能发挥各自的功能；心主神明，脏腑才能相互协调。肾主先天，所藏阴阳是五脏阴阳之根，所藏精气是五脏精气之源。脾胃主后天，为气血之源、气机升降之枢，脏腑功能息息不离脾胃。

两两相对来看：心与肺——气与血；心与脾——血液生成与运行；心与肝——血液运行与情志；心与肾——精与血、精与神、水与火；脾与肺——气的生成与水液输布代谢；肺与肝——气机的升降调节；肺与肾——水液代谢、呼吸运动；肝与脾——疏泄与运化、血液运行；肝与肾——精与血、阴液之间、藏与泄；脾与肾——先天与后天、水液代谢等。

二、难点

（一）脾为"至阴"

"脾为阴中之至阴"，据《内经》及后世医家所论，大概有如下几层含义：①至，作"转输"解。脾脏及"传化之腑"胃、大肠、小肠、三焦、膀胱，能受纳水谷、运化精微、排出糟粕，又是人体气机升降转输的枢纽，含上传下达之意于其中。②至，作"到达、始至"解。脾通于长夏，居夏秋之间，季节至此开始由阳转阴、由热转凉。③至，作"至极"解。i 脾在五脏中属阴，在经脉中属足太阴，在人体位居中偏下，以太阴居阴位；ii 脾通于土气，其体象地，而土地是自然界最大的阴体，《素问·玉机真脏论》谓之"孤脏"，"孤"有"大"之意。④至，作"归"解。土为万物之所归。⑤至，作"化生"解。脾主运化，为化生血液之源，血属阴。

"脾为阴中之至阴"是其在人身所处位置、生理功能、与季节通应等诸多方面的高度概括。

注意："至阴"也是肾的代称、又是足太阳膀胱经一个穴位的名称，有着不同的解析和运用，学习时需加以区分。

（二）肝"体阴而用阳"

肝为刚脏，为将军之官，其作用突出于阳的方面，究其原因：①肝气主升主动，性喜条达；②肝在志为怒，如同将军之气壮好勇；③病变时，肝气常易升发过度，使肝阳上亢、肝火上炎、肝风内动，以致肝阳、肝火、肝风成为其病变的三大特点，表现出有余之实证。因此，肝为"用阳"。

另一方面，肝主藏血，是人身最大的藏血器官。血属阴、主静，肝之所以能保持平静，发挥条达舒畅之性能，就在于得到了血液的濡养。只有这样，肝阳才能安其本位、肝火才不会上炎、肝风才不致内动。因此，肝又为"体阴"。

肝的"体阴而用阳"，是其疏泄与藏血两大功能的巧妙配合，是其所含气血阴阳间的对立统一，二者相互协调相互制约，保持肝的功能正常进行。

（三）肾之精、气、阴、阳间的关系

由于肾为生命之根，故所藏之精涵盖了人体物质的全部内容。

肾精为先、后天之精的合成，是生身立命的基础；肾气为肾精所化之气，是生命活动的

动力；肾阴为肾本脏的阴液，具有滋润濡泽作用，也是人身阴液之根；肾阳为肾本脏的阳气，具有温煦气化作用，也是人身阳气之根。

以上四者是藏于肾中不同种类的精微物质，各具独立的生理特性与不同的病理表现，可统称却不可互替，如精属阴、气属阳。但它们之间又密切相关，可分不可离：肾精与肾气彼此相生，常并称"精气"；肾中精气是肾中阴阳的物质基础，常"阴精""阳气"统称；肾阴与肾阳相互制约，相互协调；病变时：精虚与气虚、精虚与阴虚、阴虚与阳虚、气虚与阳虚等均可互损。

鉴于肾中精气阴阳对人体具有极重要的意义，古之养生防病尤重保护肾气，且有"五脏之伤，穷必及肾"的经验之谈。

（四）肝气升与肺气降（左肝右肺之说）

《素问·刺禁论》有"肝生于左，肺藏于右"的说法，被后人简称为"左肝右肺"。此理论的提出主要是基于人与自然相应的整体观。

1. 从自然而言

古人观察地理时面南而立，左东右西，太阳左升右降，《内经》以左右为阴阳之道路。另外，《内经》又以春气始于左、秋气始于右。概括起来，日升与春季之到来皆自左始，代表着阳气的升发；日落与秋季之到来皆自右始，代表着阴气的降临。

2. 从人体而言

肝五行属木，配于东方，通于春气，其位居下，下者宜升，故肝主升，与自然界太阳、春气自左而升相应；肺五行属金，配于西方，通于秋气，其位居上，上者宜降，故肺气主降，与自然界太阳、秋气自右而降相应。

明代医家张景岳《类经》总结道："肝木旺于东方而主发生，故其气生于左；肺金旺于西方而主收敛，故其气藏于右"。可见，左肝右肺是指肝肺的气化概念，绝非解剖部位概念。以功能特点，肝气升发、肺气肃降；以脏与脏的关系，显示了二者在人体气机方面的升降协调。

（五）胆为奇恒之腑又为六腑，胆主决断

胆属六腑之一，因为胆与肝相表里，胆汁参与了消化吸收水谷的过程，故在六腑之列。胆还属奇恒之府之一，因为胆虽参与了六腑的传化物，却并未像其它五腑那样直接接受水谷；胆内藏胆汁，并非谷物，且由肝气所化，属人体精气，被称为"精汁"；胆为"中正之官"而主决断，是神作用的体现，这也是其它五腑所不具有的，以上种种决定了胆又归于奇恒之腑之列。

胆为何主决断？决断，指胆具有判断事物、作出决定的能力。胆之决断，一是与心主神志相关，心对精神活动起主宰作用，而胆起决断作用，某些神志活动又取决于胆；二是与肝主谋虑相关，谋虑为阴、决断为阳，决断需阳刚之气，而肝体为阴、胆用为阳，胆决肝谋不可分。故胆的决断正常，表现出勇敢果断、处事公正。

可见，中医论胆，不仅仅是一个贮藏胆汁的器官，并参与了人的某些精神意识思维活

动，与肝气相合，还可维持气血运行、协调脏腑关系。因此，《内经》对胆的功能非常重视，有"十一脏取决于胆"的观点。

（六）男子精室

《素问·五脏别论》指出奇恒之腑包括脑、髓、骨、脉、胆、女子胞六者，于是给后人留下了一个疑问，其中的女子胞仅限女性所有，那么对于男性而言，与之相应的奇恒之腑又是什么呢？关于这个问题，《内经》并未给予答案。

清代医家唐容川《中西汇通医经精义》对此作出了解答："女子之胞，男子名为精室。"确定精室系男子奇恒之腑之一。精室位于下焦小腹之中，前连膀胱，后连大肠，外与前阴之精窍相通。现代医家将精囊腺、前列腺及睾丸、附睾等综合为精室，实际是男性内外生殖器官的总称。

精室的作用是生成和贮藏生殖之精、输泄生殖之精司生育繁衍，这些功能并非孤立的，它与脏腑密切相关，其中尤以肾及天癸为要，还需气血津液的资助。另外，精室又与足三阴、足阳明、足少阳、督脉、任脉及冲脉等紧密相连，通过经脉获取气血得到充实。

精室内精气充盈，藏泄有度，是男子的生殖功能正常的基本保障。

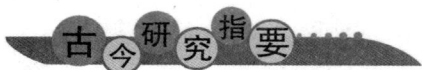

古今研究指要

一、"心主神明"与"脑主神明"的研究

究竟是"心主神明"还是"脑主神明"？究竟心与脑谁为生命的主宰？这是中医学术界一个长期争论的问题。

目前，大约有如下几种意见：

（一）坚持传统的"心主神明"理论

认为"心主神明"原本就不存在争议，自春秋时期的诸子之说及至《内经》，都毫无悬念地将"神明"归属于心。这一理论的发生，不是建立在解剖结构上的认识，而是以中国古代哲学中的象思维、天人相应、整体观念、五行配属等为基础，将其与脏腑功能、临床观察和验证相结合得出结论。正是因"心主神明"才奠定了其"君主"的地位，成为生命的主宰。在中医理论中，脑已完全归属了以心为主体的五脏，人的精神意识思维活动是建立在脏腑功能基础之上的，临床脑的病变也以治疗或调节五脏为要。

"心主神明"反映了中医藏象学说特有的思维方法，是中医以五脏为中心理论体系的重要部分，是具有其科学内涵的。

（二）以"脑主神明"修正"心主神明"

《内经》对脑，凭借古代粗浅的解剖学知识视之为"髓海"，将其列为奇恒之腑，既无过多论述，更无"脑主神明"的说法，所以脑在中医理论中一直未占据核心位置，也给后人留下了较大的争论空间。

尽管之前也有医家就脑与神明的关系阐发己见，但真正的争论始自于明代，李时珍在《本草纲目》中提出"脑为元神之府"之说。至清代，随着西医的传入，以解剖学为手段研究人体被日益重视，王清任在《医林改错》中强调"脑主记忆""灵机记性，不在心在脑"，认为"心主神明"存在着形态结构上的错误。此时，"脑主神明"的论点从理论上被明确，也被很多人所关注与接受，并试图以此来修正"心主神明"的传统认识。

（三）综合的"心脑共主神明"观点

清代医家张锡纯有"脑中为元神，心中为识神"之说，以心脑共主神，但是不同层次的神。

现代学者认为，中医理论强调从宏观整体功能相关性角度来分析精神神志活动，难免微观的组织器官形态结构上的错误，"心主神明"也许就存在这样的缺憾；而"脑主神明"又过多地借助了解剖结构上的认识。实际上，心为脑提供了血液，又受到脑的支配；心主血、脑藏髓，血与髓可互化共养心脑。二者皆是维持生命活动的重要器官，不可分离。因此，单独强调任何一方都是片面的。

二、"心包"的研究

心包为心的外膜，因其包裹心脏，附有络脉，又称心包络；又因心布散气血，而胸中两乳间的膻中为气之海，或称膻中；又因与心相对，或称小心；又因手厥阴心包经之所行，或称心主。

古代医家描述心包"形如仰盂"，位于膈上，其属性为阳，五行属火，相对于心主君火而称相火，与三焦相为表里。心包的功能有二，即"代心行令"和"代心受邪"。病变时，心包最易被热毒和痰浊等邪气蒙蔽，表现出神志的异常。

自《难经·二十五难》提出心包与三焦俱有名无形后，引发了众医家对心包形质的争论。有人认为其病变与治疗都几乎不离于心，故没有独立的必要；但也有人认为纵观《内经》和历代所论，将心包作为一个独立的脏器来理解，从理论和临床而言都有其实际的意义。

三、"命门"的研究

命门学说导源于《内经》，创立于《难经》，发展于明清时期，也是近、现代学者关注、探索与研究的热点，但至今尚未定论。

综合众多不同的见解，归纳为：①实体命门说，认为命门是一个有名有形的器官，既有功能又有客观实体的存在；②功能命门说，认为命门只是一种功能概念，无独立的实体、无特定的器官，即有"用"无"体"，其本质是将肾阳、肾阴的功能喻为"命门"，旨在引导人们对肾阳、肾阴的高度重视；③系统命门说，以命门并非单独的脏器而是一个系统，近代学者将睛明——三焦——督脉——两肾间联为一体，现代学者将下丘脑——垂体——肾上腺联为一体；④肾命一体说，以命门是肾脏的功能之一，直言命门与肾就是一个脏器。

命门的研究不应当仅仅停留于理论层面，指导临床才是其价值所在。之所以说明清是命门学说的发展时期，原因是它被广泛地运用于实践。明代医家赵献可《医贯》，针对命门水火，指出补火当用八味丸以益火之源，补水当用六味丸以壮水之主；张景岳《景岳全书》立肾命证治原则，创左归丸以阳中求阴、右归丸以阴中求阳，等等。据命门病证立法、选方、用药在此阶段有诸多经验，并传承至今。

四、"天癸"的研究

天癸究竟为何物？一直没有确定的答案。自古以来医家们的解释大概有：精气说、月经说、精血说、真阴说、促使性机能生殖机能成熟的激素说等。

天，当指自然界，古人以自然万物生于水，水的代表数为一，有"天一生水"之说；《尚书·洪范》道："一曰水"，将水排列于五行之首；癸，为十天干之一，五行也属水，故又有"天一生癸水"之说，简称为"天癸"；而五脏中，肾与五行之水行相配。因此，天一（水）——癸（水）——肾（水）就连为一体，说明天癸肯定是与肾中精气相关的一种物质。当然，这基本还是限于字面上的理解，并不能完全揭示天癸的实质。

目前比较通用的说法是：天癸，是肾中精气充盛到一定程度所化生的一种促进并维持人的性机能和生育能力的物质；天癸，源于肾精、肾气，但又非肾精、肾气，在本质与功能上都具有独立性，它还需得益于后天水谷精气的滋养而充盛，行使生殖之职；天癸，随着人年龄的增长、肾及其他脏腑功能的衰退而递减直至竭尽，生殖之职由此而丧失。

五、"三焦"的研究

《内经》立三焦之名，在数篇文章中均有阐述，但多是关于部位与功能的讨论，并未勾画其形态结构，使得三焦实体的有无也成为中医理论悬疑之一。

自《难经·二十五难》提出三焦"有名无形"后，医界就开始了旷日持久的争鸣。一部分医家承《难经》之说，如华佗《中藏经》、孙思邈《千金要方》、李杲《医学发明》、李梴《医学入门》等；另一部分医家依据《内经》所述，认为三焦有名有形，但所论形状各不相同，主要见于明清医家，如虞抟《医学正传》、张景岳《类经》《质疑录》、沈金鳌《杂病源流犀烛》、唐容川《医经精义》《血证论》、张锡纯《医学衷中参西录》、章太炎《章太炎论医集》等。对于三焦，现代学者也有新的见解，如淋巴系统说、大网膜说、神经丛说、循环系统说、内分泌说等。

当前，对三焦形质有无的研究仍在进行。认识的不统一，并未影响中医实践对三焦理论的运用：①脏腑三焦：作为六腑之一，有其特定的功能；②部位三焦：将人体躯干划分为三部分；③辨证三焦：是中医温病学辨证方法之一；④功能三焦：概括五脏的气化功能为上焦如雾、中焦如沤、下焦如渎，又称"气化三焦"。

六、藏象学说的研究与发展

简约考竟藏象学说形成与发展的源流脉络：确立于《黄帝内经》，发挥于《难经》。迄后，两汉时期，华佗《中藏经》初步整合了脏腑病证，张仲景《伤寒杂病论》创制了脏腑辨证论治方法。隋·巢元方《诸病源候论》以脏腑为纲归类病候。唐·孙思邈《千金要方》

广泛类列脏腑虚实病证治方。宋·钱乙《小儿药证直诀》将脏腑辨证与儿科临床相结合。金元四大家，刘完素将脏腑病机与五运相结合，张元素自成脏腑寒热虚实以言病机辨证的学术体系，李东垣创"脾胃论"阐发了土为万物根本的理论，朱丹溪重视相火与脏腑的关联。明代，藏象研究最有成就的是温补学派，突出脾胃和肾命的主题，张景岳《类经》《景岳全书》，大力阐扬命门学说及其与脾胃的关系；赵献可《医贯》强调命门与脏腑相关，十二官功能皆以命门之火为原动力。清·王清任以解剖研究脏腑，得出有异于先人的结论；温病大家叶天士提出脾胃分治创养胃阴法。清末民初，唐容川、张锡纯、恽铁樵等人从中西医汇通角度认识藏象理论。建国后，藏象研究取得了许多新的突破，如：从"证"入手，研究脏腑病证的本质，规范脏腑辨证的标准，统计脏腑疾病证候谱，总结脏腑病证的治疗经验和效果；从动物实验模型入手，探讨脏腑的生理病理本质等。后人的研究已经极大超越了《内》《难》两经，使中医藏象理论日趋完善、丰富。

　　藏象学说是中医理论的核心，贯穿其各个学说的内容之中，是各种理论构筑的基石，有效地指导着临床实践，对整个中医的发展进程起着决定性作用。所以，藏象学说是学习《中医基础理论》最为重要的章节。

课后习题训练

一、选择题

（一）A 型选择题（单项选择）

1. "藏象"一词，始见于（　）
   A. 《素问》　　B. 《灵枢》　　C. 《类经》　　D. 《难经》　　E. 《伤寒杂病论》
2. 五脏、六腑、奇恒之腑区别的最主要依据是（　）
   A. 解剖形态的差异　　B. 经脉络属的有无　　C. 生理功能的差异
   D. 所在部位的不同　　E. 以上都不是
3. 五脏六腑之大主是指（　）
   A. 肾　　B. 肝　　C. 心　　D. 脾　　E. 肺
4. 下列哪种说法是错误的（　）
   A. 舌为心之苗　　B. 汗为心之液　　C. 心为神之舍
   D. 心其华在面　　E. 心为血之府
5. 肺进行一切生理活动的基础是（　）
   A. 肺气的宣发肃降运动　　B. 肺主呼吸之气　　C. 肺主气的生成
   D. 肺主调节全身气机　　E. 肺主治节
6. 下列哪项不属肺气肃降运动的体现（　）
   A. 吸入自然界的清气　　B. 将津液和水谷精微向下布散
   C. 排出体内浊气　　D. 清除肺和呼吸道异物　　E. 助大肠传导糟粕

7. "水之上源"是指 （ ）

    A. 心   B. 肺   C. 脾   D. 肝   E. 肾

8. "后天之本"是指 （ ）

    A. 心   B. 肺   C. 脾   D. 肝   E. 肾

9. 脾统血的机制主要是 （ ）

    A. 脾阳的温煦作用   B. 脾气的统摄作用   C. 脾的升清作用

    D. 脾气的升举作用   E. 脾气的运化作用

10. 维持人体内脏位置的相对恒定，主要是下列哪项的作用 （ ）

    A. 肝气   B. 脾气   C. 肺气   D. 肾气   E. 心气

11. 肝主疏泄生理功能的核心是 （ ）

    A. 调畅情志   B. 疏泄气机   C. 促进脾胃运化

    D. 促进生殖   E. 促进血行和津液代谢

12. 肝主疏泄和藏血的关系，常表述为 （ ）

    A. 肝体阴而用阳   B. 肝为刚脏   C. 肝体常不足

    D. 肝用常有余   E. 肝为将军之官

13. 天癸的产生主要取决于 （ ）

    A. 肝血的充足   B. 肾中精气的充盈   C. 脾气的健运

    D. 肾阴的滋润   E. 肾阳的蒸化

14. 维持吸气的深度需何脏的功能 （ ）

    A. 肝   B. 肺   C. 肾   D. 脾   E. 心

15. "骨之余"是指 （ ）

    A. 齿   B. 髓   C. 发   D. 爪   E. 筋

16. "水谷之海"是指 （ ）

    A. 冲脉   B. 小肠   C. 大肠   D. 胃   E. 膀胱

17. 膀胱的贮尿、排尿功能有赖于 （ ）

    A. 脾的运化统摄   B. 肝的疏泄条达   C. 肾的气化固摄

    D. 三焦的气化行水   E. 肺的宣发肃降

18. "髓海"指的是 （ ）

    A. 骨   B. 髓   C. 脑   D. 肾   E. 胃

19. "肝肾同源"的主要理论依据是 （ ）

    A. 同居下焦   B. 藏泄互用   C. 精血互化   D. 阴液互补   E. 阴阳承制

20. 心与肝的关系主要表现在 （ ）

    A. 血行方面   B. 血行和神志活动方面   C. 气血生成方面

    D. 神志方面   E. 血液的调节方面

（二）B 型选择题（单项选择）

    A. 心   B. 肝   C. 脾   D. 肺   E. 肾

21. "气之本" 是指 （　　）
22. "罢极之本" 是指 （　　）

　　A. 心　　　　B. 肺　　　　C. 肝　　　　D. 脾　　　　E. 肾

23. 神志活动的主宰是 （　　）
24. 调畅情志活动的是 （　　）

　　A. 尿　　　　B. 唾　　　　C. 汗　　　　D. 涎　　　　E. 泪

25. 脾在液为 （　　）
26. 肾在液为 （　　）

　　A. 娇脏　　　B. 刚脏　　　C. 孤府　　　D. 水脏　　　E. 水府

27. 肝为 （　　）
28. 三焦为 （　　）

　　A. 眩晕　　　B. 吐血　　　C. 胃下垂　　　D. 咳喘　　　E. 腰痛

29. 脾不升清可见 （　　）
30. 脾不升举可见 （　　）

　　A. 心与肺　　B. 心与肝　　C. 肺与肾　　D. 肝与肺　　E. 脾与肺

31. 与水液代谢和呼吸运动关系密切的是 （　　）
32. 与气的生成和水液代谢关系密切的是 （　　）

　　A. 筋　　　　B. 脉　　　　C. 肉　　　　D. 皮　　　　E. 骨

33. 肝在体合 （　　）
34. 肺在体合 （　　）

（三）D 型选择题（两项选择）

35. 五脏的生理功能和特点可概括为 （　　）
　　A. 泻而不藏　　　　B. 藏而不泻　　　　C. 满而不能实
　　D. 实而不能满　　　E. 以补为用

36. 脾主升清的含义包括下列哪些? （　　）
　　A. 运化水谷　　　　B. 将水谷精微上输于心肺　　　C. 保证胃气下降
　　D. 使内脏位置相对恒定　　E. 运化水湿

37. 肝有哪些生理功能? （　　）
　　A. 主疏泄　　B. 主气机　　C. 主血脉　　D. 主统血　　E. 主藏血

38. 肝是怎样促进消化吸收机能的? （　　）

A. 促进脾的运化　　　　　B. 协助胃的受纳腐熟　　　　　C. 调节胆汁的分泌与排泄

D. 疏利三焦　　　　　E. 影响脾胃升降运动

39. 既属于形体组织又属于奇恒之腑的有（　　）

A. 骨　　B. 髓　　C. 脑　　D. 脉　　E. 筋

40. 肝失疏泄，导致情志异常，主要表现（　　）

A. 易惊　　　　B. 易悲　　　　C. 易怒　　　　D. 易喜　　　　E. 易郁闷不乐

41. 有防止出血作用的脏是（　　）

A. 心　　　　B. 肺　　　　C. 脾　　　　D. 肝　　　　E. 肾

42. 参与呼吸运动的脏是（　　）

A. 心　　　　B. 肺　　　　C. 脾　　　　D. 肝　　　　E. 肾

43. "精神互用"体现哪两脏的关系（　　）

A. 肺　　　　B. 心　　　　C. 肝　　　　D. 脾　　　　E. 肾

44. 须得到髓充养的是（　　）

A. 脑　　　　B. 骨　　　　C. 脉　　　　D. 胆　　　　E. 女子胞

45. 肺与脾的关系主要表现在（　　）

A. 血的生成　　　B. 血的运行　　　C. 气的生成　　　D. 气机升降　　　E. 水液代谢

46. 下列哪两个器官有接受容纳饮食水谷的功能（　　）

A. 胃　　　　B. 大肠　　　　C. 小肠　　　　D. 三焦　　　　E. 脾

47. 脾与肾的关系主要表现在（　　）

A. 阴液互资　　　　　B. 先天促后天　　　　　C. 升降相宜

D. 后天充先天　　　　　E. 藏泄互用

48. 六腑"以通为用，以降为顺"的原因是（　　）

A. 形态中空　　B. 受盛水谷　　C. 传化水谷　　D. 属阳主动　　E. 不藏精气

49. 胆为奇恒之腑的依据是（　　）

A. 形态中空　　B. 贮藏胆汁　　C. 促进消化　　D. 与肝相表里　　E. 不直接传化水谷

（四）X 型选择题（多项选择）

50. 藏象学说形成主要是基于（　　）

A. 古代对人体解剖的粗略分析　　　　　　B. 精气学说的渗透

C. 长期对人体生理病理现象的观察　　　　D. 医疗实践经验的总结

E. 阴阳学说的影响

51. 心主血脉的功能正常与否，可观察（　　）

A. 面色　　　B. 舌色　　　C. 意识　　　D. 脉象　　　E. 心胸部感觉

52. 肺气宣发，主要向上向外升发布散哪些物质（　　）

A. 浊气　　　B. 卫气　　　C. 血液　　　D. 津液　　　E. 水谷精气

53. 肺主一身之气主要表现在（　　）

A. 主呼吸之气　　　　　B. 主通调水道　　　　　C. 助心行血

D. 主宗气的生成　　　　　E. 调节全身气机

54. 脾运化水液主要指脾对水液的代谢具有哪些作用 (　　)

　　A. 固摄　　　B. 吸收　　　C. 输布　　　D. 排泄　　　E. 运行

55. 脾的升举作用失常可表现为 (　　)

　　A. 恶心呕吐　　B. 腹部坠胀　　C. 久泻脱肛　　D. 皮下出血　　E. 内脏下垂

56. 肝疏泄气机促进脾胃消化功能的生理基础是 (　　)

　　A. 协助脾升胃降　　　　B. 调畅情志　　　　　C. 调理气血

　　D. 分泌及排泄胆汁　　　E. 影响水液代谢

57. 肝藏血功能表现在 (　　)

　　A. 贮藏血液　　B. 调节血流量　　C. 防止出血　　D. 固摄血液　　E. 推动血行

58. 肾气不固可见哪些病症 (　　)

　　A. 遗精　　　B. 牙齿脱落　　C. 遗尿　　　D. 脱发　　　E. 久泄滑脱

59. 影响大肠传导功能的内脏有 (　　)

　　A. 心　　　　B. 肺　　　　C. 胃　　　　D. 脾　　　　E. 肾

60. 三焦的生理功能有 (　　)

　　A. 通行元气　　　　　　B. 运行水液　　　　　C. 主持诸气

　　D. 总司全身气机和气化　　E. 为血液运行的通道

61. 肺与肾的关系主要表现在哪些方面 (　　)

　　A. 水液代谢　　B. 血液运行　　C. 呼吸运动　　D. 气机调节　　E. 阴液互资

62. 脏与脏在血液方面关系密切的有 (　　)

　　A. 心与肝　　　B. 心与肾　　　C. 肝与脾　　　D. 心与脾　　　E. 肾与肺

63. 下列属于"五液"的有 (　　)

　　A. 溺　　　　B. 泪　　　　C. 涕　　　　D. 唾　　　　E. 汗

二、填空题

1. 按照脏腑不同的功能特点，将其分为_____、_____和_____三大类。

2. 心主神明主要指心具有主宰人体一切_____和_____的功能。

3. 心在体合_____，其华在_____。

4. 肺主一身之气包括_____和_____两个方面。

5. 肺助心行血的结构基础是_____，生理基础是_____。

6. 脾气主升的运动特点表现为_____和_____两个方面。

7. 脾统血的机制，主要是_____作用。

8. 脾为_____之本，_____之源。

9. 肝藏血，是指肝脏具有_____、_____和_____功能。

10. _____为筋之余。

11. 肾藏先天之精，主生殖，为人体生命之本原，故称肾为_____之本；肾藏精，主蛰，又称为_____之本。

12. _____为骨之余，_____为血之余。

13. _____为气之主，_____为气之根。

14. 五志归五脏，思为_____之志，恐为_____之志。

15. 五脏主五液，_____为心之液，_____为肾之液。

16. 五脏和官窍有特定的对应关系，_____为心之苗，脾开窍于_____。

17. 六腑以_____为顺，以_____为用。

18. 胃的主要生理功能有_____与_____水谷。

19. 小肠的主要生理功能是_____和_____。

20. 头为_____之府，脑为_____之府。

21. 心和肾的关系正常称为_____，失常称为_____。

三、名词解释

1. 藏象

2. 藏象学说

3. 肺朝百脉

4. 肺为水之上源

5. 脾主运化

6. 脾主升清

7. 肝主疏泄

8. 肝体阴用阳

9. 肾主纳气

10. 泌别清浊

11. 大肠主津

12. 水火既济

13. 精血同源

14. 天癸

15. 五神藏

四、判断并纠错题（对者打"√"，错者打"×"并纠正）

1. 藏象学说的主要特点，是以五脏为中心的整体观。（　）

2. 血是神志活动的重要物质基础。（　）

3. 头在人体位置最高，故有"华盖"之称。（　）

4. 脾属阴土，故喜润而恶燥；胃属阳土，故喜燥而恶湿。（　）

5. 肝主疏泄，调畅气机，故呼吸是否和利与肝的关系最为密切。（　）

6. 肾藏精，主骨，生髓，其华在齿。（　）

7. 大肠传导糟粕的功能，是胃降浊功能的承接。（　）

8. 一般而言，病理上"脏病多虚，腑病多实"。（　）

9. "精汁"的化生和排泄，由肝的疏泄功能控制和调节。（ ）

10. 心主血，肾藏精，故称"精血同源"。（ ）

11. 心血旺盛，才能维持正常的心脏搏动力。（ ）

12. 肺的助心行血作用主要是通过宣发肃降来完成的。（ ）

13. 唾液之清稀者为唾，稠厚者为涎。（ ）

14. 肾为罢极之本。（ ）

15. 心与脾的关系是气与血的关系。（ ）

16. 脾气健运，气血充足则面色红润有光泽。（ ）

五、问答题

1. 五脏与六腑的主要区别是什么？

2. 为什么说心为"君主之官"、"五脏六腑之大主"？

3. 肺为什么被称为"娇脏"？

4. 肺助心行血的生理作用主要表现在哪些方面？

5. 何谓肺气的肃降？其表现在哪些方面？

6. 肝主疏泄与肝藏血关系如何？

7. 简述肾精、肾气、肾阴、肾阳间的联系。

8. 何谓天癸？与肾中精气有何关系？

9. 何谓先天之精，后天之精？二者关系如何？

10. 为什么称胆为"中精之府"？胆的主要功能有哪些？

11. "利小便即所以实大便"的理论依据是什么？

12. 女子胞的主要功能是什么？影响的因素有哪些？

13. 心与脾在病理上相互影响，易形成何种病理变化？

14. 六腑之间在生理上有何联系？

15. 肺主行水与肾主水液的区别和联系是什么？

六、论述题

1. 如何理解"心主神明"？试述"心主神明"与"心主血脉"功能之间的关系。

2. 试述呼吸运动的全过程。

3. 试论脾主统血的含义、机理以及临床意义。

4. 试述肺、脾、肾三脏分别对水液代谢有何影响。

5. 试述肝主疏泄对脾胃运化功能的影响。

6. 试述肾对人体生长发育及生殖功能的影响。

7. 简述"发为血之余"的机理以及与肾的关系。

8. 试述大肠主津与小肠主液的异同。

9. 试述心主血脉与肺朝百脉的生理联系。

10. 为什么说"脾为生痰之源"，"肺为贮痰之器"？

11. 以脾与胃关系为例，论述脾胃为后天之本的道理。

12. 试述六腑在饮食物的消化、吸收和排泄过程中的作用。

七、案例分析

1. 谢某，男，21 岁，工人。

主诉：反复全身浮肿年余，近 10 天来加重。

病史：患者在 1 年前，因感冒发热咽痛 3 天后，出现眼睑浮肿，后渐及躯干四肢，在某医院住院治疗 40 天，诊为"急性肾炎"。好转出院后，又反复出现下肢浮肿。近来因涉水劳动，眼睑及下肢浮肿明显。近 10 余天来，浮肿加剧，并伴有气促、恶心、厌食、口干不欲饮、尿路涩，间有腰酸痛，在当地用中西医药治疗未愈。面色晦暗，舌淡红苔少，脉弦细。

请指出本证主要涉及哪两脏的问题？疾病发展过程中发生了什么变化？试用相应脏腑功能解释出现的症状。

2. 曾某，男，40 岁，工人。

主诉：关节疼痛，心悸，心痛。

病史：患风湿性关节炎数年，反复发作。近 2 年更觉心悸、心前区隐痛、胸闷、气促、易惊、四肢关节游走性疼痛、胃脘不适，唇色暗红、舌质淡胖、边暗红、舌苔薄腻（根部黄腻），脉弦细、偶有结代。

试用相应脏腑功能解释出现的症状。

3. 王某，男，39 岁，工人。

主诉：心烦不寐。

病史：数月来心中烦热，夜难安寐，头上发热发痒，以水冲洗亦不减轻，腰酸膝软、神疲、小便时黄。曾服多种西药，效果亦不显。舌质深红，苔根及中部有薄黄苔。脉右弱，左弦数，寸脉尤甚。

此人失眠服多种西药无效，试问从中医的角度该如何解释？

4. 李某，女，28 岁，小学教师。

主诉：呃逆频繁而作 2 个月。

病史：患者于 2 月前患呃逆，初不介意。后因呃逆频繁，影响工作，曾在某医院诊治。经各种检查，排除溃疡、慢性胃炎等病，诊断为"胃肠神经官能症"。经用各种解痉药、镇静药，不效。近几天呃逆频繁、腹胀较甚、面色苍黄少华、纳呆、食后腹胀尤甚、四肢沉重乏力，舌淡苔白腻，脉濡缓。

请问呃逆的直接原因是什么？为什么服用各种解痉药、镇静药无效？

习题参考答案

一、选择题

（一）A 型选择题

1. A　2. C　3. C　4. E　5. B　6. C　7. B　8. C　9. B　10. B　11. B　12. A　13. B
14. C　15. A　16. D　17. C　18. C　19. C　20. B

（二）B 型选择题

21. D　22. B　23. A　24. C　25. D　26. B　27. B　28. C　29. A　30. C　31. C　32. E
33. A　34. D

（三）D 型选择题

35. BC　36. BD　37. AE　38. CE　39. AD　40. CE　41. CD　42. BE　43. BE　44. AB
45. CE　46. AC　47. BD　48. BC　49. BE

（四）X 型选择题

50. ABCDE　51. ABDE　52. ABCDE　53. ADE　54. BCE　55. BCE　56. AD　57. ABC
58. ACE　59. ABCDE　60. ABCD　61. ACE　62. ACD　63. BCDE

二、填空题

1. 五脏，六腑，奇恒之腑
2. 生理活动，心理活动
3. 脉，面
4. 气的生成，气的运行
5. 肺朝百脉，肺主气
6. 升清，升举
7. 脾气的固摄
8. 后天，气血化生
9. 贮藏血液，调节血量，防止出血
10. 爪
11. 先天，封藏
12. 齿，发
13. 肺，肾
14. 脾，肾
15. 汗，唾

16. 舌，口

17. 降，通

18. 受纳，腐熟

19. 受盛化物，泌别清浊

20. 精明，元神

21. 心肾相交，心肾不交

三、名词解释

1. "藏"指隐藏于体内的内脏，"象"指可从外部察知的现象。所谓"藏象"是指藏于体内的内脏所表现于外的生理和病理现象及相通应的自然界事物和现象。

2. 是研究人体脏腑器官的形态结构、物质基础、生理功能、病理变化、相互关系，以及与外环境相互关系的理论。

3. "朝"，即聚会、朝向；"百脉"，泛指全身的血脉。"肺朝百脉"是指全身的血液都要通过血脉而聚会于肺，经过肺的吸清呼浊，气体交换，然后再将富含清气的血液输送至全身。"肺朝百脉"是肺助心行血的基础。

4. 肺居上焦，位最高，肺气的肃降作用不断地将上焦水液下输至肾和膀胱，以调节体内的水液代谢，故有"肺为水之上源"之说。

5. "运"即转运、输送；"化"即消化、吸收。所谓"脾主运化"是指脾具有消化饮食、吸收水谷精微并将其转输至全身的功能。

6. "清"指水谷精微等营养物质。脾主升清指脾气将消化吸收的水谷精微上输于心肺及头面五官，通过心肺的作用化生为气血，营养全身。

7. "疏"即疏通，"泄"即宣泄、畅达。肝主疏泄是指肝具有疏通调畅全身气机的生理功能。

8. "体阴"主要是指肝贮藏阴血之本体，"用阳"主要指肝的气机主升主动之功能及特性。肝以血为体，以气为用，故常以"体阴用阳"来概括肝主藏血和主疏泄气机的功能特点和二者之间的关系。

9. 是指肾具有摄纳肺所吸入的清气，以防止呼吸表浅，协助肺完成呼吸的功能。

10. "泌"有过滤之义，"别"即分别。小肠具有将胃下降的食糜在进一步消化的同时，分化为水谷精微和食物残渣两个部分的功能。

11. 指大肠具有进一步吸收食物残渣中水分的功能，从而与体内的水液代谢有关。

12. 也叫"心肾相交"。心居上焦，属火；肾居下焦，属水。心火下暖于肾，可使肾水不寒；肾水上济心阴，可使心阳不亢；同时，心阴还可资助肾阴，肾阳还可温煦心阳。这种心肾阴阳互济互补，维持心肾两脏功能协调平衡的关系，被称为"水火既济"或"心肾相交"。

13. 肾藏精，肝藏血。精血同源言肾精的充盛赖肝血的滋养；肝血的充盈又赖肾精的化生，精与血可以相互滋生和转化。又称为"肝肾同源"、"乙癸同源"。

14. 是肾中精气充盛到一定程度时人体所产生的一种促进和维持生殖机能的精微物质。

15. 即神魂魄意志五神分属于心肝肺脾肾五脏。其中心藏神、肝藏魂、肺藏魄、脾藏意、肾藏志，故称之。

四、判断并纠错题

1. √

2. √

3. × 头（肺）在人体位置最高，故有"华盖"之称。

4. × 脾属阴土，故喜润而恶燥（喜燥而恶湿）；胃属阳土，故喜燥而恶湿（喜润而恶燥）。

5. × 肝主疏泄，调畅气机，故呼吸是否和利（情志是否舒畅）与肝的关系最为密切。

6. × 肾藏精，主骨，生髓，其华在齿（发）。

7. × 大肠的传导糟粕功能，是胃降浊（小肠泌别清浊）功能的承接。

8. √

9. √

10. × 心主血（肝藏血），肾藏精，故称"精血同源"。

11. × 心血（心气）旺盛，才能维持正常的心脏搏动力。

12. × 肺的助心行血作用主要是通过宣发肃降（宗气）来完成的。

13. × 唾液之清稀者为唾（涎），稠厚者为涎（唾）。

14. × 肾（肝）为罢极之本。

15. × 心与脾的关系是气与血（血液的生成与运行）的关系。

16. × 脾气健运，气血充足则面色（口唇）红润有光泽。

五、问答题

1. 答：五脏与六腑的区别：一是生理功能不同；二是五脏藏神，而六腑除胆外，均与神志活动无关；三是形态有别；四是六腑从属于五脏。

2. 答：心主血脉，脉中运行的气血是各脏腑组织器官活动的最基本物质；心又主藏神，心主宰人体脏腑组织的一切生理活动和心理活动。因此心在脏腑中居于主宰地位，为"君主之官""五脏六腑之大主"。

3. 答：肺主呼吸之气，通过口鼻息道与自然息息相通，且外合皮毛，在五脏中是唯一直接与外界相通的脏器，故易被外邪侵害；肺内朝百脉，五脏六腑功能失调之病变信息常可通过气血影响于肺；加之肺叶娇嫩，不耐寒热，因此肺是一个最易受到外内之邪影响的器官，故有"娇脏"之称。

4. 答：肺助心行血的生理作用主要表现在：一是全身之血通过百脉会聚于肺；二是全身之血在肺中进行清浊交换；三是肺主生成宗气，宗气贯心脉而助心行血。

5. 答：肺气的肃降指肺气具有向下、向内、清肃通降和使呼吸道保持的作用，主要表现：一是吸入自然界的清气；二是将脾转输来的水谷精微和津液向下向内布散全身；三是将水液下输至肾和膀胱；四是清除肺和呼吸道的异物；五是通过向内的运动，将周身含有浊气的血液会聚于肺，并进行清浊交换使其洁净；六是助大肠传导糟粕。

6. 答：肝所藏之血是疏泄气机的物质基础，疏泄气机是藏血的功能表现。肝藏血功能正常、肝体柔和，就能正常地疏泄；肝疏泄功能正常、气机调畅，则能正常地藏血。二者相互促进，共同维持肝的正常生理功能。

7. 答：精藏于肾，是生命活动的根本物质。肾阴肾阳是对肾精功能的分类，把肾精对五脏六腑的滋养、濡润作用称为肾阴；把肾精对五脏六腑的温煦、生化作用称作肾阳。肾精能化生肾气，肾气能促进人体的生长、发育与生殖机能。肾精化生肾气又是肾精中的肾阳蒸化肾阴而形成。

8. 答：天癸是随着肾中精气的不断充盛所产生的一种促进和维持生殖机能的精微物质。肾中精气盛则天癸至，肾中精气在中年以后，由盛渐衰，天癸的生成也随之减少，以至枯竭。肾中精气的盛衰决定着天癸的多少。

9. 答：先天之精，是来源于父母的生殖之精，藏于肾中，是生命构成的本原；后天之精，是源于脾胃化生的水谷精气。"后天之精"有赖于"先天之精"活力的资助，才能不断化生，输布并营养全身；"先天之精"也须靠"后天之精"不断培育、充养方日渐充盛，具有生理效应。

10. 答：胆汁是肝之精气所化的一种精纯、清净的精汁，是胆参与精神情志活动的物质基础，因而胆作为六腑之一，与其他的腑从功能上有着明显的不同，是六腑中唯一贮藏精汁，参与神志活动的腑，故而称其为"中精之府"。

11. 答：小肠泌别清浊的功能失常，清浊不分，水谷精微和食物残渣便会俱下于大肠，出现肠鸣泄泻、小便短少等病症，可见小肠的泌别清浊功能与粪便的性状和小便量的多少密切相关，临床治疗常用"利小便即实大便"的分利方法就基于此。

12. 答：女子胞的主要功能是主持月经和孕育胎儿。女子胞功能的发挥，是一个由多因素参与的复杂过程，主要影响因素有：肾中精气及天癸的作用、冲任二脉的作用、心肝脾三脏的作用。

13. 答：心与脾在生理上对于血液的生成和运行具有协同关系。病理情况下，脾气虚弱或运化失职，或统血失司，均可导致心血不足；心血不足，脾失荣养，又可导致脾失健运；劳神思虑太过，不仅暗耗心血，还会影响脾之运化，最终形成心脾两虚之病理变化。

14. 答：六腑在结构上通过七冲门相连通，共同的生理功能是受盛和传化水谷，其特点是虚实更替，接纳排空，以通为用、以降为和，从而密切配合，共同完成了对饮食物的受纳、消化、吸收和排泄。其中消化功能主要是胆、胃、小肠的作用；吸收功能主要是小肠的作用，排泄功能主要是大肠和膀胱的作用。

15. 答：肺位最高，主宣发肃降，不断地将水液下输于肾和膀胱；肾位最低，靠肾阳、肾气的蒸腾气化，使水中之清重新被人体利用，水中之浊下注于膀胱。肺宣发肃降，通调水道，可助肾的主水功能，同时又赖肾阳的蒸腾气化，二者密切配合，共同维持水液的正常输布与排泄。

六、论述题

1. 答：心主神明指心具有主宰人体脏腑组织的一切生理活动和精神意识思维活动的功

能。心主神明的生理基础是心主血脉，血脉中运行的气血是神志活动的物质基础，而神实质是全身气血盛衰状况表现于外的征象，气血是生命活动最宝贵的物质，因此心主宰着人的生命活动和精神活动。

心主血脉和心主神明的功能密切相关。心主血脉的功能正常，心血充足，则心神有活动的物质基础；心神正常，调节灵活，则能主宰人体脏腑组织的功能和血的正常循行。病理情况下两者常相互影响，如心血不足，血不养神，则见心悸、失眠、烦躁、多梦等心神失常的病症；劳神过度，营血暗耗，则常见面色不华、心悸等心血不足之症。

2. 答：呼吸运动主要是肺肾两脏的功能活动，也关系到心肝两脏，由它们密切配合完成。

肺为气之主，是气体交换的场所，并具主动的一呼一吸运动，使自然清气进入肺内，体内浊气呼出体外。肾为气之根，肺吸入之气必须由肾为之摄纳，清气才能正常进入肺内，并停留一定时间，保证呼吸深度，使呼吸调匀，故有"肺主呼气，肾主纳气"之说。

《难经·四难》曰："呼出心与肺，吸入肝与肾"，心主血，心血可以运载肺气；肝主疏泄，肝肺一升一降调节全身气机，助肾摄纳肺气。

3. 答：脾主统血是指脾气具有控制血液在血脉内循行而不致逸出脉外的功能。脾统血的实质，是脾气的固摄作用。脾气的充足与否，取决于脾的运化功能，脾气健运，气血化源充足，则气血生化旺盛，脾气的固摄作用能够正常发挥，血液统摄有力。脾气虚则统摄失职，可见多种出血病症，称之为脾不统血，脾不统血常见月经过多、崩漏、便血、尿血等下部出血，治疗常采用补脾摄血之法。

4. 答：肺主通调水道，脾主运化水液，肾主蒸腾气化，三者在水液代谢中均发挥着重要的作用。但由于肺、脾、肾所居的部位不同，功能特点有别，对水液代谢又有着不同的影响。肺居于上焦，为水之上源，肺气通过宣发肃降的运动，将水液输布至全身，并可通过皮毛汗孔排出一部分水液；还通过肃降作用将水液下输于肾，进一步生成尿液，排出体外；此外还通过助大肠传导，将一部分水液从粪便中排出，可见肺主要影响水液的输布和排泄。脾居于中焦、为水之中州，主运化水液，其对饮食物中的水液具有吸收和输布作用，可见脾主要影响水液的生成和输布。肾居下焦，肾中阳气对水液代谢的作用，一是温煦、推动肺、脾、三焦、膀胱等内脏，从而促进诸脏对水液的代谢功能；二是肾阳升清降浊，水中之清可重新被利用，水中之浊下输膀胱；三是肾气控制膀胱的开合，可见肾影响着水液生成、输布和排泄的全过程。

5. 答：肝主疏泄是脾胃运化功能正常的重要条件，"土得木而达"。肝疏泄气机对脾胃运化功能的影响主要在于：其一，协助脾升胃降，肝主升发，脾主升清，从而推动胃降浊于小肠，只有脾升胃降，脾胃对饮食物的运化才能正常；其二，肝主疏泄，分泌和排泄胆汁，也有助于脾胃的运化功能。只有肝的疏泄正常，气机调畅，脾胃运化功能才能正常。肝失疏泄，肝气郁结，则木不疏土，见胸胁胀痛、食少、腹胀、便溏等病症；肝气亢盛，则肝木乘犯脾土，见肠鸣矢气、腹痛欲泻、泻后痛减；肝气犯胃，则胃失和降，见呕恶、嗳气、呃逆、嘈杂、吞酸、厌食、胃脘胀痛等病症；肝失疏泄还可影响胆汁的分泌和排泄，见食欲不振，厌油、腹胀、砂石，或口苦、黄疸、呕吐黄绿水等病症。

6. 答：肾具有封藏精气的功能，肾中精气促进人体的生长发育和生殖。人从幼年开始，肾中精气逐渐充盛，齿更发长；肾中精气充盛到一定的阶段，即青年期，机体便产生了一种促进和维持生殖机能的物质天癸，此时便有了生殖能力；进入青壮年期，肾中精气进一步充盛，真牙生长，筋骨健壮；随着人体逐渐地进入衰老期，肾中精气逐渐衰减，则发堕齿槁，身体沉重，天癸渐竭，生殖机能也渐衰。可见，人体的生长发育和生殖功能取决于肾中精气的盛衰，肾中精气不足，则可见生长发育迟缓，生殖功能障碍。

7. 答：头发的生长依赖于精血的充养，故说"发为血之余"。肾藏精，精可以化血，血可以养精，精血互化；肾精化肾气，还可促进须发的生长。因此肾精充足，精血旺盛，则毛发润泽光亮。肾精不足，精血亏虚，则毛发失养，可见头发生长迟缓，稀疏枯黄，或早白、早脱等。可见发的生长与脱落、润泽与枯槁与肾中精气的盛衰密切相关。

8. 答：大肠主津和小肠主液主要是由于津与液在性状上的不同，津质地清稀，液质地稠厚。小肠在受盛化物和泌别清浊过程中，将饮食物中的大量的水液吸收，其吸收的水液为富含营养的水谷精微，质地稠厚，故云"小肠主液"。大肠在传化糟粕的过程中，同时也吸收了饮食残渣中多余的水液，但多为清稀的水分，故称"大肠主津"。虽然津与液有别，但说明大肠、小肠在功能上都具有吸收水液的功能，二者都与水液生成有一定的关系。

9. 答：心主血脉而肺朝百脉，全身之血脉都与肺相连通，血液在心气的推动下，周流全身，回流于肺，在肺中进行清浊之气的交换，对于肺的呼吸功能起着促进作用。肺朝百脉，全身之血通过百脉会聚于肺，在肺中进行气体交换，而血液通过肺气贯通百脉，对于心主血脉的功能又起到协助作用。

10. 答：脾主运化，其功能失常，失于运化水液，则津液不能及时输布全身，易聚而成痰；肺主通调水道，其气失于宣降，则水液不布痰液易停滞于肺。"脾为生痰之源"、"肺为贮痰之器"说明了痰与脾肺及脾与肺之间的关系，临床治疗痰证，常从脾肺入手治疗。

11. 答：脾与胃同居中焦，经脉相互络属，构成表里关系，同司饮食物的消化、吸收和精微物质的转输，但性能上各有不同。脾主运化，胃主受纳；脾主升清，胃主降浊；脾喜燥而恶湿，胃喜润而恶燥。脾与胃纳运相得、升降相因、燥湿相济，共同完成对饮食物的消化、吸收，以及精微物质的转输，维持着生命活动的正常进行，因而同称为"后天之本"、"气血生化之源"。

脾与胃生理上密切联系，病理上常相互影响，脾虚失运，影响胃的纳降；胃失和降，影响脾之升清，则见食少、脘痞腹胀、便溏、泄泻、嗳气、呕吐等纳运失调之病症；脾虚气陷则胃失和降，胃气上逆则脾不升举，可见脘腹坠胀、头晕目眩、久泄滑脱、内脏下垂等升降失常之病症；脾湿太过则胃气不降，胃燥阴伤则脾阴不足，常见纳呆、嗳气、呕恶、胃脘胀满疼痛，或不思饮食、食入不化、消瘦、口渴、便秘、腹胀等燥湿失济之病症。

12. 答：六腑的共同生理功能是受盛和传化水谷，胆、胃、大肠、小肠、膀胱、三焦共同完成了对饮食物的消化、精微物质的吸收和糟粕的排泄。但由于各自的结构特征不同，生理功能特点有别，作用上又有所不同，其中，胆、胃、小肠主要是完成了对饮食物的消化；小肠侧重于对精微物质的吸收；而排泄功能主要是大肠、膀胱的作用；三焦贯通上下，主要参与水液的输布和排泄。

七、案例分析

1. ①中医对水肿按脏腑辨证责在肺、脾、肾三脏。本例主要涉及脾肾，所谓"其本在肾"，"其制在脾"。②中医对水肿辨证，分阴水和阳水两大类。本例初起有表证、热证，原属阳水，但因治疗不彻底，浮肿反复出现，迁延不愈，故久病及肾，成为阴水，属虚证。③久病及肾，从水肿以腰以下为剧、按之没指、面色晦暗、腰酸痛可知。又脾阳赖肾温煦，肾虚而水泛，脾阳受困则升运无权，故见腹胀、厌食，湿浊上逆则可见气促、欲吐。病者口干不欲饮，乃湿困脾阳，水不化津之故。

2. 此证以心悸、易惊、心前区痛为主证，为心血不足所致。但脾为后天之本，为化生血液之源，脾虚则精微竭乏，不能上奉心火，化赤而为血。故有血不养心之症。在治疗上，不仅治心，且需治脾。又因风湿搏结日久，阻滞经络，以致气血瘀阻，阻塞气血流通，此时若纯用补法，每不见效。必须配合祛瘀之品，使气血流通，风湿可除。

3. 中医认为心与肾的关系是相互制约的关系。心火下纳肾阳，共同温煦肾阴，使肾水不寒；肾阴上济心阴，共同滋养心阳，使心阳不亢，此谓心肾相交。现肾阴不足，从腰酸膝软、神疲、小便时黄可知；肾阴不足则心阴亦不足，心火独亢，则见舌质深红、苔薄黄，脉弦数。神不守舍则夜寐难安。

4. 呃逆的直接原因是胃气上逆。呃逆多在饭后腹胀时为频，腹胀减轻则呃逆亦减少，同时面苍黄少华，纳呆，食后腹胀尤甚，四肢沉重乏力。舌淡苔白腻，脉濡缓，实为脾虚生湿，湿困中焦，而致胃气不降。所以胃气上逆是疾病的现象，脾虚无力健运，湿困中焦是疾病的本质。

第三章

精气血津液神

学习目的要求

一、掌握人体之精的基本概念、分类与功能。
二、掌握人体之气的基本概念、生成、运行、功能与分类。
三、掌握血的基本概念、生成、运行与功能。
四、掌握津液的基本概念、生成、输布与功能。
五、掌握神的基本概念、生成与作用。
六、熟悉气与血之间的关系。
七、了解气与津液、精血津液、精气神之间的关系。

学习内容指要

第一节　精

一、人体之精的基本概念

精，是人体内的精微物质，是生命的本原，是构成人体和维持生命活动的最基本物质之一。

中医学的精有广义与狭义之分：

（一）广义之精

人体内一切精微物质，包括先后天之精、血液、津液等，统称"精气"。

（二）狭义之精

单指具有繁衍后代作用的先天之精。

二、人体之精的分类

按其来源，有先天之精和后天之精；言其分布，有脏腑之精；以其功能，有生殖之精。

（一）先天之精

禀受于父母，与生俱来，先身而生的精。

（二）后天之精

源于饮食物，经脾胃运化而成的水谷之精。

（三）脏腑之精

藏于脏腑之中，维持其生理活动的精微物质。

（四）生殖之精

藏于肾中，具有生殖作用的精。

三、人体之精的生成与输布

（一）生成

是由禀受于父母的生命物质与后天水谷精微相融合而成的一种精微物质。

1. 源于父母

男女两性生殖之精相合，构成并产生一个新的生命个体。

因此，父母生殖之精是新生命体先天之精的来源。

2. 化生于水谷

人摄纳饮食物，经脾胃运化而生水谷精微，以维持生命活动，并充养先天之精。

因此，水谷精微是生命体后天之精的来源。

从精的来源而言，是根于先天而充养于后天；二者的关系是"先天生后天，后天养先天"。先后天之精藏于肾中，合而为一，统称"肾精"。

（二）输布

一般说来，精的输布有两种形式：

1. 布散全身，濡养脏腑

后天之精经脾气的转输，分布于各脏腑，营养脏腑组织，促进其功能活动。

肾精化生为元气，以三焦为通道，布散于各脏腑，推动和激发其功能活动，为人体生命活动的原动力。

2. 施泄有度，繁衍生命

男女生长发育至一定时期，肾中精气充盛，天癸按时而至，促使生殖之精成熟，施泄并繁衍后代。

生殖之精的化生与施泄有度，与肾气封藏、肝气疏泄及脾气运化密切相关。

四、人体之精的功能

精是构成人体和维持生命活动的基本物质，具有以下功能：

（一）繁衍生命

生殖之精具有繁衍生命的作用，是生命的本原。

（二）促进生长发育

肾中精气是人体生长发育根本的、内在的动力。

（三）濡养脏腑

水谷之精微输布至脏腑及全身各组织器官，滋润并濡养人体，使其生理机能得以发挥。

（四）生髓化血

肾精生髓充骨充脑，精盈髓足则骨坚、脑健；肾精生髓又可生血，精盈髓足则化血有源。

（五）化气化神

精可化气，精气相合，共为神产生的物质基础。

第二节　气

一、人体之气的基本概念

气是人体内一种活力很强，运行不息的极精微物质，是构成人体和维持生命活动的基本物质之一。

二、人体之气的生成、运动与气化

（一）生成

人体之气的来源主要有二：

1. 先天之气

先天之气源于父母的先天之精，是人体之气的根本，是人体生命活动的原动力。

2. 后天之气

后天之气是肺所吸入自然界清气和脾胃化生水谷之精气的综合。

气的生成与肾、脾胃和肺的功能尤为密切，可用"肾为气之根，脾（胃）为气之源，肺为气之主"概括。

（二）运动

气有运动的特性，在人体内运行不息，推动着新陈代谢，维系着生命进程。气的运动停止，则意味着生命的终止。

1. 气机的概念

气的运动称作气机。

气运行于全身，内至五脏六腑，外达筋骨皮毛，推动和激发人体的各种生理活动。

2. 气运动的基本形式

气的运动可以归纳为升、降、出、入四种基本形式。

升，指气自下而上的运行；

降，指气自上而下的运行；

出，指气由内向外的运行；

入，指气由外向内的运行。

气的升与降、出与入，是对立统一的矛盾运动，广泛存在于机体内部。对立，则相互制约；统一，则相互为用，最终达到脏腑之间的协调平衡。

3. 气运动的意义

气的运动：升降出入有序——生命活动正常；升降出入无序——生命活动障碍；升降出入停止——生命活动终结。

4. 气运动的规律

气的运动是通过脏腑经络功能活动体现的，根据脏腑生理特性和位置不同，气的升降出入趋势各有侧重。

总体而言：位在上者宜降——心肺；位在下者宜升——肝肾；脾胃居中则上升下达、升降转输；六腑以通降为用为顺，降中寓升。

（三）气化

1. 气化的概念

气的运动而产生的各种变化。

气化是人体生命最基本的特征，是生命活动的本质所在。人体的气化运动是永恒的，存在于生命过程的始终，没有气化就没有生命。

2. 气化的形式

表现为体内精气血津液各自的代谢及其相互转化（详见气的功能）。

三、人体之气的功能

气对于人体具有多种作用，归纳为以下几个方面：

（一）推动作用

1. 涵义

气具有激发和推动的作用。

2. 表现

（1）激发和促进人体的生长发育和生殖。

（2）推动和促进脏腑、经络等组织器官的功能活动。

（3）推动精血津液的生成及运行。

（二）温煦作用

1. 涵义

气具有温暖机体的作用。

2. 表现

（1）维持人体相对恒定的体温。

（2）温煦各脏腑、经络、形体官窍，维持其正常的生理活动。

（3）有助于精血津液的正常运行。

（三）防御作用

1. 涵义

气具有护卫肌表，抗御邪气的作用。

2. 表现

（1）抵御外邪的入侵。

（2）驱邪外出，防止病邪损害机体。

（3）自我修复，恢复健康。

（四）固摄作用

1. 涵义

气具有固护、统摄和控制血、津液、精等液态物质，以防其无故流失的作用。

2. 表现

（1）统摄血液，使其在脉中正常运行，防止其逸出脉外。

（2）固摄汗、尿、唾液等，控制其分泌量、排泄量，防止其过多排出及无故流失。

（3）固摄精液，防止其妄泄。

（4）固摄脏腑，保持其恒定位置。

（五）气化作用

1. 涵义

气具有推动精、气、血、津液的化生和相互转化的作用。

2. 表现

体内精微物质的化生及输布，精微物质之间、精微物质与能量之间的互相转化，以及废物的排泄等都属气化。

气化过程即人体新陈代谢过程。

（六）营养作用

1. 涵义

气具有为脏腑功能活动提供营养物质的作用。

2. 表现

（1）水谷精微化生的气血，营养全身。

（2）卫气的温养。

（3）经络之气输送营养，濡养脏腑组织。

气的上述功能可分不可离，互相为用，密切配合，维持了人体正常的生理状态。

四、人体之气的分类

人体之气众多，由于生成来源、分布部位及功能特点各异，有着不同的名称。因分类标准不一，不同名称的气又可相互交叉。主要有以下几种：

（一）元气

1. 概念

是人体最根本、最重要的气，是人体生命活动的原动力。又称"原气""真气""真元之气"，皆指先天之气。

2. 生成

根源于肾，主要由肾所藏先天之精所生，赖后天脾胃水谷精气的滋养补充。

3. 分布

元气发源于肾，通过三焦而流行布达于全身，内而五脏六腑，外而肌肤腠理，无处不到。

4. 功能

（1）推动和调节人体的生长发育和生殖机能。

（2）激发和调节各脏腑、经络等组织器官的生理活动。

（二）宗气

1. 概念

积于胸中之气。又名大气、动气。

2. 生成

由肺吸入的自然界清气与脾胃化生的水谷精气相结合而成。

3. 分布

宗气积聚于胸中，上出于息道（呼吸道），贯注心肺之脉。

宗气在胸中积聚之处称作"上气海"，又名"膻中"。

4. 功能

（1）走息道而司呼吸：宗气上走息道，推动肺的呼吸。凡呼吸、语言、发声皆与宗气有关。

（2）贯心脉而行气血：宗气贯注于心脉之中，鼓动心脏推动血液运行。凡气血的运行，心搏的力量及节律等皆与宗气有关。

（3）资助先天：宗气作为后天之气，对先天元气有重要的资助作用。

（三）营气

1. 概念

行于脉中而具有营养作用的气。

营气与血同行于脉中，关系密切，常"营血"并称。与卫气相对而言属阴，又常称为"营阴"。

2. 生成

由脾胃运化的水谷精微中的精粹部分所生。水谷精微由脾上输于肺，经心肺的作用，进入脉中，成为营气。

3. 分布

营气入于脉中，循脉运行，内入脏腑、外达肢节，终而复始，营周不休。

4. 功能

（1）化生血液：营气注于脉中，成为血液的重要成分。

（2）营养全身：营气循血脉流注，为全身提供营养物质。

（3）营运血液：营在脉中，为血中之气，推动血液的运行。

（四）卫气

1. 概念

行于脉外而具有保卫作用的气。

卫气与营气相对而言属阳，又称为"卫阳"。

2. 生成

由脾胃运化的水谷精微中的慓悍滑利部分所生。

3. 分布

卫气活动力强，不受脉道约束，运行于脉外，外而皮肤分肉之间，内而胸腹脏腑，布散全身。

4. 功能

（1）防御外邪入侵：护卫肌表，抵抗外来邪气，使之不能入侵。

（2）温养全身：卫气温养脏腑、肌肉皮毛，使其功能得以正常进行；温养机体，维持体温的相对恒定。

（3）调节控制腠理的开阖：卫气调节汗液有节制地排泄，维持体温的相对恒定，保证机体内外环境的协调平衡。

注意：营气与卫气的异同。（表3-1）

表3-1 营气与卫气比较表

比较名称	相同点	不同点			
		性质	分布	功能	属性
营气	生于水谷	精纯柔和	行于脉内	化生血液营养全身	阴
卫气	源于脾胃	慓悍滑疾	行于脉外	温养脏腑护卫肌表	阳

第三节　血

一、血的基本概念

血是循行于脉中而富有营养的红色液态物质，是构成人体和维持生命活动的基本物质之一。

二、血的生成

水谷精微和肾精是血液化生的基础，它们在脾胃、心、肺、肾等脏腑的共同作用下，经过一系列气化过程，而化生为血液。

（一）化生之源

1. 水谷之精是生成血液的基本物质

脾胃受纳运化饮食水谷，吸取其中的精微物质，化为营气和津液进入脉中，变化成红色的血液。

2. 肾精也是化生血液的基本物质

精与血相互资生和相互转化，因而肾精充足，则可化为肝血以充实血液。

（二）相关脏腑

血液的化生是多个脏腑共同作用的结果，尤以脾胃为要。

1. 脾胃

脾胃是血液化生之源，其运化功能强健与否，直接影响着血液的化生。

2. 心肺

脾胃运化水谷精微所化生的营气和津液，由脾上输于心肺，与肺吸入的清气相合，贯注心脉，在心气的作用下变化而成血液。

3. 肾

肾藏精，精生髓，精髓是化生血液的基本物质之一。

三、血的运行

血液的正常运行受着多种因素的影响，同时也是多个脏腑功能共同作用的结果。

（一）血液运行的基本条件

1. 气的作用

气的推动与温煦是血液正常运行的重要保证；气的固摄，使血行脉中而不逸出。

2. 血液充盈

血液中营气与津液的多少和血液的充盈程度，都可影响其自身的运行。

3. 脉道通利

脉道约束血液的运行，其完好无损与通畅无阻也是保证血液正常运行的重要因素。

（二）相关脏腑功能

1. 心主血脉　心气推动血液在脉中运行全身。
2. 肺朝百脉　肺司呼吸主一身之气，助心行血。
3. 肝主疏泄　肝调畅气机，促进血液运行。
4. 脾主统血　脾气统摄血液，防止血逸脉外。

心、肝、脾、肺等脏相互协调与密切配合，共同保证了血液的正常运行。

四、血的功能

（一）濡养滋润作用

血液对全身脏腑组织和器官起着濡养和滋润作用，以维持它们的生理功能，保证了生命活动正常进行。

（二）化神

血是神的主要物质基础，人的精神活动必须得到血液的营养，才能精神充沛、神志清晰、感觉灵敏、思维敏捷。

第四节 津 液

一、津液的概念

（一）津液的基本概念

津液，是机体一切正常水液的总称，包括各脏腑形体官窍的内在液体及其正常的分泌物。津液是构成人体和维持生命活动的基本物质之一。

（二）津和液的区别

津液虽统称，但有一定区别（表3-2）。

表3-2 津与液的区别表

	津	液
性状	清轻稀薄，流动性大	重浊黏稠，流动性小
分布	散于皮肤、肌肉、孔窍并渗入于脉	灌注于关节、孔窍和脑髓等处
作用	滋润肌肉、充养皮肤	滑利关节、濡养孔窍、补益脑髓
属性	属阳	属阴

二、津液的生成、输布与废液的排泄

津液在体内的生成、输布和废液的排泄等是一个复杂的生理过程，涉及多个脏腑的一系列生理机能。

（一）津液的生成

来源于饮食水谷，通过脾胃的运化、小肠主液、大肠主津等相关脏腑的功能活动而生成。

（二）津液的输布

津液的输布是指津液在体内的转输布散过程。

1. 脾气散精
脾气将水中的精微上归于肺。

2. 肺主宣降
通过肺的宣降，通调水道，水精输布全身。

3. 肾为水脏

肾气的蒸腾气化对人体整个水液输布代谢起着主宰作用。

4. 肝主疏泄

肝主调畅气机，气行则水行。

5. 三焦决渎

三焦为水液运行的通路。

（三）废液的排泄

废液的排泄主要通过尿液、汗液来完成。

1. 肾主水，司膀胱开合

肾气的蒸腾气化作用在尿液形成和排泄过程中至关重要。

2. 肺主宣发

肺之呼出浊气和排汗带走部分水液。

3. 大肠主传导

大肠排出粪便和部分水液。

在津液的生成、输布和废液的排泄过程中，尤以脾、肺、肾三脏的综合调节功能为首要。

三、津液的功能

（一）滋润濡养

津液内含丰富的营养物质，广泛布散，对全身起着滋润和濡养作用。

（二）化生血液

津液渗入脉中，成为血液的重要组成部分。

（三）津血互补

体内津液渗入脉中，以补充血液；脉中津液渗出脉外，以补充津液。

第五节　神

一、神的基本概念

中医学所说的神，有广义与狭义之分。广义之神是人体生命活动的主宰及其外在总体表现的统称；狭义之神是指精神、意识、思维活动。

二、神的生成

（一）精气血津液为化神之源

精气血津液是产生神的物质基础，神不能脱离这些精微物质而存在。

（二）脏腑精气对外界环境的应答

由于神建立在脏腑精气的物质基础之上，故人的精神、意识和思维活动是脏腑精气对外界刺激作出的应答反应。

三、神的作用

（一）调节精气血津液的输布

神具有统领、调控精气血津液等物质在体内进行正常输布的作用。

（二）调节脏腑的生理功能

神通过对脏腑精气的主宰来调节其生理功能。

（三）主宰人体的生命活动

神是人体生理活动和心理活动的主宰。

第六节 精气血津液神之间的关系

一、气与血的关系

（一）气对血的作用

1. 气能生血
一指气是血液化生的动力；二指营气是化生血液的基本物质之一。
2. 气能行血
气是推动血液运行的动力。
3. 气能摄血
气具有统摄血液在脉中循行，防止其逸出脉外的作用。
气能生血、行血和摄血三个方面，体现了气对于血的统率作用，概括地称为"气为血之帅"。

（二）血对气的作用

1. 血能养气

气的充盛及其功能的发挥都离不开血液的濡养。

2. 血能载气

血是气的载体，气必须依赖血之运载方能至于全身，且依附于血才不致散失。

血能养气、载气，体现了血对气的基础作用，概括地称为"血为气之母"。

二、气与津液的关系

（一）气能生津

气为津液生成的动力。

（二）气能行津

气是津液在体内输布运行的动力。

（三）气能摄津

气的固摄作用可以防止体内津液无故地大量流失。

（四）津能化气

津液受到阳气的蒸腾温化，化生为气，敷布于脏腑组织、形体官窍，以促进其生理活动。

（五）津能载气

津液是气运行的载体之一，津行则气行；气依附于津液才能存在于体内。

三、精血津液之间的关系

精血津液都是液态物质，与气相对而言，其性质均归属于阴。生理上，精血津液互相化生、互相补充；病理上，三者往往互相影响。

（一）精血同源

精与血都由水谷精微化生和充养，化源相同；且两者互生互化，这种关系称为"精血同源"。

1. 精对血的作用

精是化生血液的基本物质之一，先、后天之精充足则能化血。

2. 血对精的作用

血能生精，可以不断补充和滋养肾中所藏之精，血液充盈则精足。

（二）津血同源

血和津液皆由饮食水谷精微所化生，都具有滋润濡养作用，二者之间又相互渗透、相互转化，这种关系称为"津血同源"。

1. 津液对血的作用

津液是血液重要的组成部分。

2. 血对津液的作用

血中的津液渗出脉外可补充和调节体液。

血和津液在病理上常相互影响，耗血则津伤，津伤则血少。因此，对于失血过多者，不宜用汗法；对于津亏者，不宜用伤血、破血等法，故有"夺汗者无血"、"夺血者无汗"的告诫。

（三）精与津液同源

精与津液皆由水谷精微化生。精能化气，气能生津行津；津液足则精之化源始充。

四、精气神之间的关系

精、气、神被称为人身"三宝"。

（一）气能生精、摄精

气的运行不息以及脏腑的功能活动能促进精的化生；气能摄精，使其聚而不泄。

（二）精能化气

精可以化生为气，精是气化生的本源。

（三）精气化神

精与气皆能化神养神，神得到精和气的滋养才能正常发挥作用。

（四）神驭精气

神能驭气统精。神为气之主，是气运动和机体生理活动的主导，神内守则气流布周身；神对精起主导、约束作用，使精固谧静守于内。

概括而言：神是生命活动之主宰，精气与血、津液皆为其产生的物质基础。

重点难点指要

一、重点

（一）中医学精的概念

中医学对精的认识，虽然受到古代哲学精气学说的影响，但又与其有别。

中医学的精理论，重在研究人体之精的概念、产生、功能及其与脏腑气血的关系等内容。

精在中医学中的含义众多：或指构成人体和维持人体生命活动的基本物质；或指生殖之精；或指脏腑之精；或为精血津液的统称；或指人体之正气。精的含义虽然不同，但究其来源不外父母先天之精和后天脾胃化生水谷之精。

精具有重要而强大的生理功能，对生命的构成与整个人体活动起着决定性作用。

（二）血和津液

血与津液同为体内液态物质，都有营养、濡润的功能。与气相对而言，血与津液皆有形而主静，性质属阴。血是循行于脉中富有营养作用的红色液态物质；津液属于人体内正常水液，外可达皮毛腠理，内可至脏腑骨节等，两者功能各不相同。血液受到脉管的约束，津液却遍及机体上下内外，不受脉管的约束。然而，血与津液均来源水谷精微所化，彼此又可相互补充、相互转化。学习中应当注意比较两者的概念、生理功能及相互关系。

二、难点

中医学气的概念

《内经》继承和发展了古代哲学气的学说，将其应用到中医学中，并对其含义作了多方面、多层次的规定，逐渐形成了中医以生理之气为核心的气学理论。

从本质上来说，人体只有一种气，这种气在以肺脾肾为要的脏腑功能的共同作用下，由先天精气、水谷精气和自然界清气相结合而成。气无形属阳，是活力很强的物质且运动不息，在人体中以升降出入形式发挥作用。

由于气具有很强的活力和极为广泛的生理功能，而且分布于不同部位，常常表现出不同的作用。所以，历代医家对气进一步分类，这就出现了众多不同名称的"气"。如依部位分，有上气、中气和下气；依脉的内外分，有卫气、营气；依脏腑分，则有五脏之气和六腑之气；还有阴阳之气、经络之气、元气、宗气、正气等等。本章节重点讨论了概括性较强的元气、宗气、营气、卫气的有关内容，学习中既要掌握各种气的共性特点，又要分别掌握它们的个性特点。

特别要注意，人体是一个不断产生气化作用的机体，气化贯穿在整个生命过程之中，是生命活动的本质所在。

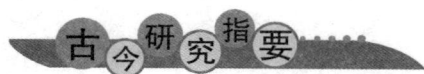

古今研究指要

一、中医精气学说的研究

精气学说，是中国古人认识宇宙和生命的自然观，原本属于古代哲学的范畴，当其被引入《内经》后，与医学相结合，转化成为中医学的重要理论。哲学中同一概念的精与气，在中医学中被赋予不同的含义，精是指存在于人体内的液态精华物质，气是指人体活动的能量和动力。

精气学说在中医理论体系中被广泛运用于揭示生命的起源和本质，并在阐释天人合一的关系，探究人体的气化运动，剖析情志活动的内在基础，构建百病生于气的病机框架，注重惜精固精与养气调气的养生方法等方面，得到了极大的发挥与丰富。

近年来，现代医学对中医精气学说的研究甚广。就精而言：从分子生物学干细胞角度来解密是最新的研究方向，认为全能干细胞蕴藏了先天之精，精与干细胞的基本属性相似，干细胞可归于正气范畴，胚胎干细胞与先天之精相似等；就气而言：有从分子生物学、物理学、免疫学等多角度来进行研究，有气与场说、气与熵说、气与生物能说、气是免疫功能说、气是新陈代谢说、气是微循环功能说等。

二、中医神学说的研究

"神"原本也属于中国古代哲学的范畴，也是中国传统文化的主要命题。中医学引入"神"的理念，结合长期与疾病作斗争的实践，使它摆脱了迷信和巫术的束缚，成为自身基本理论之一，成为揭示生命规律的重要学说。

中医关于"神"的讨论，可归纳为如下几层意思：

（一）自然之神——自然万物的主宰

认为神寓于阴阳之中，神就在自然界本身之中，由阴阳所产生的万事万物变幻莫测的现象就是神的表现。

（二）生理之神——生命功能活动的总括

在人体生理概念中，"神"被赋予多层面的内涵。

首先，神是生命的主宰，有"神机"之说。"机"是指万物发动的根源，神机相连，即造化之机，乃万物生命过程的内部主宰。

其二，神又是人体的生命力。神寄附于生命体之中，存在于生命的全过程，给予生命体以活力。神旺则生命体强盛、神衰则生命体虚弱、神灭则生命体消亡。

其三，神是生命功能综合的外在表现。一个气血调和、营卫通利、五脏协调、精神正常的人，所体现出的生机蓬勃的生命现象就是神。

（三）心理之神——人的精神意识思维与情感活动

中医将人复杂的精神活动归结为两大类：

一类称之为"五神"，即神、魂、魄、意、志，是人类所独有的高层次的精神意识与思维活动，反映了人们对于事物的感知、认识与处理过程。

另一类称之为"七情五志"，又简称为"情志"，即喜、怒、悲（忧）、思、恐（惊），是人类所具有的丰富的情感活动，反映了人们对于客观事物的体验和表现出的情绪变化。

将"五神"与"情志"相合，于是中医就有了"神志"之说。

课后习题训练

一、选择题

（一）A 型选择题（单项选择）

1. 推动人体生长发育及脏腑机能活动的气是（　）
　　A. 元气　　　　B. 宗气　　　　C. 营气　　　　D. 卫气　　　　E. 肺气

2. 出现畏寒喜暖，是气的那一项功能失常（　）
　　A. 防御作用　　B. 温煦作用　　C. 气化作用　　D. 推动作用　　E. 固摄作用

3. 具有推动呼吸和血行功能的气是（　）
　　A. 心气　　　　B. 肾气　　　　C. 卫气　　　　D. 宗气　　　　E. 肺气

4. 临床出现自汗、多尿、出血、遗精等症，为气的何种功能减退（　）
　　A. 防御作用　　B. 固摄作用　　C. 温煦作用　　D. 推动作用　　E. 气化作用

5. 气的哪项功能减退易于引起感冒（　）
　　A. 推动作用　　B. 温煦作用　　C. 防御作用　　D. 气化作用　　E. 固摄作用

6. 下列哪一脏与血液循行没有直接关系（　）
　　A. 心　　　　B. 肺　　　　C. 肾　　　　D. 脾　　　　E. 肝

7. 下列哪一项不属于津液的范畴（　）
　　A. 胃液　　　　B. 肠液　　　　C. 涕液　　　　D. 血液　　　　E. 泪液

8. 血液生成的最基本物质是（　）
　　A. 水谷精微　　　B. 津液　　　C. 精　　　D. 营气　　　E. 宗气

9. "吐下之余，定无完气"的理论根据是（　）
　　A. 气能生津　　B. 气能行津　　C. 气能摄津　　D. 津能载气　　E. 津能化气

10. 构成胚胎的原始物质是（　）
　　A. 先天精气　　B. 后天精气　　C. 水谷精气　　D. 自然清气　　E. 营气

11. 心神的物质基础是（　）
　　A. 血　　　　B. 气　　　　C. 精　　　　D. 津　　　　E. 营气

12. 对血液主要有固摄作用的脏是（　）
　　A. 肺　　　　B. 脾　　　　C. 肾　　　　D. 肝　　　　E. 心

13. 下列不属于"五液"的是（　）
　　A. 尿　　　　B. 涎　　　　C. 涕　　　　D. 泪　　　　E. 汗

14. 气的运行受阻，运行不利，称为（　）
　　A. 气滞　　B. 气结　　C. 气闭　　D. 气机不畅　　E. 气机失调

15. 人体之精分藏于各脏腑，但主要贮藏在（　）
　　A. 肝　　　　B. 心　　　　C. 脾　　　　D. 肺　　　　E. 肾

16. 机体内物质转化和能量转化过程有赖于气的（　）
　　A. 推动作用　　B. 温煦作用　　C. 固摄作用　　D. 气化作用　　E. 防御作用
17. 津液化为汗液排除体外，主要依赖于什么作用（　）
　　A. 心主血脉　　B. 肺主宣发　　C. 肾主气化　　D. 肝主疏泄　　E. 脾主统摄
18. 气能生津的机理是（　）
　　A. 气为生津的物质基础　　　　　　B. 气为生津的动力
　　C. 气为生津的物质基础和动力　　　D. 气能化生精气
　　E. 气能生血，血能化津
19. 昼行于阳，夜行于阴的气是（　）
　　A. 营气　　B. 卫气　　C. 元气　　D. 宗气　　E. 肾气
20. "夺血者无汗"的生理基础是（　）
　　A. 肝肾同源　　B. 乙癸同源　　C. 津血同源　　D. 精血同源　　E. 以上均不是

（二）B型选择题（单项选择）

　　A. 肺脾肾　　B. 心脾肾　　C. 心肝肾　　D. 脾肺肝　　E. 肺脾心
21. 与气的生成关系最为密切的是（　）
22. 与血的生成关系最为密切的是（　）

　　A. 脾胃　　B. 心　　C. 肝　　D. 肺　　E. 肾
23. 一身气机的枢纽是（　）
24. 可以直接调节和影响全身气机升降出入的是（　）

　　A. 元气　　B. 卫气　　C. 宗气　　D. 脏腑经络之气　　E. 营气
25. 贯心肺而上息道下气街的气是（　）
26. 行于脉中的气是（　）

　　A. 心　　B. 肺　　C. 肝　　D. 脾　　E. 肾
27. 能助心行血而调节血运行的是（　）
28. 固摄血液在脉中运行的是（　）

　　A. 气脱　　B. 气滞　　C. 气虚　　D. 气逆　　E. 气结
29. 大失血可导致（　）
30. 血虚可导致（　）

　　A. 脾胃　　B. 肝　　C. 肺　　D. 心　　E. 肾
31. 津液的生成与何项关系最为密切（　）
32. 对津液的输布起主宰作用的是（　）

（三）D 型选择题（双项选择）

33. 主要由水谷精微所化生的气是（　）
　　A. 元气　　　　B. 宗气　　　　C. 营气　　　　D. 卫气　　　　E. 脏腑之气

34. 维持人体正常血液循行和水液代谢的重要环节是气的（　）
　　A. 推动作用　　B. 温煦作用　　C. 防御作用　　D. 固摄作用　　E. 营养作用

35. 能防止出血而维持血行正常者为（　）
　　A. 肺　　　　　B. 脾　　　　　C. 心　　　　　D. 肝　　　　　E. 肾

36. 气能行血的机制是（　）
　　A. 推动血行的动力　　　　B. 促进脏腑功能活动　　　　C. 气的固摄
　　D. 气的营养作用　　　　　E. 气的温煦

37. 剧烈吐下可以导致（　）
　　A. 气脱　　　　B. 血脱　　　　C. 伤津　　　　D. 精亏　　　　E. 血虚

38. 调节血量，防止出血，保证血行正常者为（　）
　　A. 肺　　　　　B. 脾　　　　　C. 心　　　　　D. 肝　　　　　E. 肾

39. 以气的生成和津液输布代谢为主要关系的两脏是（　）
　　A. 心　　　　　B. 肺　　　　　C. 脾　　　　　D. 肝　　　　　E. 胃

（四）X 型选择题（多项选择）

40. 血液的组成成分是（　）
　　A. 精　　　　　B. 营气　　　　C. 津液　　　　D. 元气　　　　E. 宗气

41. 津液的功能有（　）
　　A. 滋润濡养　　B. 化生血液　　C. 温煦肢体　　D. 排泄废物　　E. 调理气机

42. 血的生成主要依赖气的（　）
　　A. 推动作用　　B. 温煦作用　　C. 防御作用　　D. 气化作用　　E. 固摄作用

43. 卫气不足时可见（　）
　　A. 食欲亢盛　　B. 体温偏低　　C. 易患感冒　　D. 病后难愈　　E. 体温偏高

44. 属于"气化"过程的有（　）
　　A. 津液代谢　　B. 精化为气　　C. 气化为形　　D. 升降出入　　E. 血液生成

45. 气虚致血虚者最适宜的调理方法是（　）
　　A. 补气为主　　B. 养血为主　　C. 佐以养血　　D. 佐以补气　　E. 佐以祛邪

46. 气的生成由多个脏腑参与，而尤其重要的是（　）
　　A. 脾　　　　　B. 肺　　　　　C. 肝　　　　　D. 肾　　　　　E. 心

47. 推动血液运行的动力主要为（　）
　　A. 心气的推动作用　　　　B. 肺主一身之气　　　　C. 肾的气化
　　D. 肝的疏泄　　　　　　　E. 脾的统血

48. 气与津液的关系包括（　）

A. 气能生津　　B. 气能行津　　C. 气能摄津　　D. 津能生气　　E. 津能载气

49. 调节腠理开合的是（　　）

A. 肺的宣发功能　　　　　B. 宗气的功能　　　　　C. 肺的肃降功能

D. 卫气的功能　　　　　E. 营气的功能

50. 气机失调引起的病理变化有（　　）

A. 气虚　　　B. 气闭　　　C. 气陷　　　D. 气脱　　　E. 气逆

二、填空题

51. 宗气的主要生理功能是_____、_____、_____。

52. 血液不能在脉内循行而溢出脉外时，称为_____。

53. 一般说来，津主要布散于皮肤、_____、_____等部位。

54. 血对气的关系，主要表现在_____、_____两方面。

55. 气陷的病理变化，主要表现在_____、_____两方面

56. 气对津液的关系，表现为气能生津、_____、_____。

57. 气的_____、_____协调平衡维持着血液的正常运行。

58. 引起气虚的原因主要有_____、_____两方面。

59. 血液以_____、_____为主要物质基础。

60. 营气通过_____而循行于全身。

61. 气机升降出入的场所，是指_____。

62. 津液，是_____的总称。

63. 津液对气的作用主要是指_____、_____。

64. 广义之精，泛指_____。

65. 津液代谢的维持以_____、_____、_____三脏的生理功能起着主要的调节作用。

66. 人体的体温，需要气的_____来维持。

67. 宗气积聚之处，称为_____。

68. 卫气的主要生理功能包括_____、_____、_____。

69. 气的运动，称为_____，气的运动形式主要有_____四种。

70. 具有营养全身和化生血液作用的是_____，人体生命活动的原动力是_____，又称为_____。

71. 血和津液均属_____物质，其阴阳属性皆属于_____，同为_____所化生，具有_____和_____作用。

三、名词解释

72. 先天之精

73. 人体之气

74. 宗气

75. 气化

76. 气机失调

77. 血虚

78. 离经之血

79. 津液

80. 血为气之母

81. 精血同源

82. 血汗同源

83. 气随津脱

四、问答题

84. 人体之气是怎样生成的？

85. 何谓气机？气的运动形式及其与脏腑关系如何？

86. 何谓元气？其生成、分布与功能如何？

87. 血的营养和滋润作用体现在哪些方面？

88. 津液的生理功能是什么？

89. 气与血的关系是什么？

90. 为什么说"津血同源"？在临床上有何指导意义？

91. 津与液的主要异同有哪些？

92. 临床治疗出血运用补气法的机理是什么？

五、论述题

93. 试述"气为血之帅，血为气之母"的含义。

94. 试论"津血同源"。

95. 试述气的生理功能。

96. 试述气的气化作用。

97. 试述营气与卫气的异同。

98. 试述血的生理功能。

99. 试述血的运行与脏腑的关系。

100. 试述津液的生成、输布和排泄与脏腑的关系。

101. 试述"汗为心之液"的机理。

102. 简述气和津液的关系。

103. 试述"津血同源"和"血汗同源"的机理及其临床意义。

六、案例分析

1. 顾某，女，32 岁，农民，1984 年 9 月 14 日初诊。

主诉：月经量多，淋漓不尽 15 天。

病史：因上月双抢劳动繁重，疲劳过度，本次行经时骤下量多，经乡村医生注射止血剂（药名不祥），量虽减少，但仍淋漓不断 15 天，血色淡红。自觉全身疲乏无力，气短懒言，饮食减少，心悸，易出汗，头晕，健忘，夜寐多梦，两目干涩，肢体麻木，二便尚调。

检查：面色虚浮苍白，舌质浅淡，舌苔薄白，脉细弱。

问题分析：

（1）患者是什么病证？怎样发生的？请用气血理论解释症状发生的机理。

（2）结合本例实际，试论述气血之间的关系。

2. 刘某，男，20 岁，学生，1978 年 11 月 21 日初诊。

主诉：反复浮肿 3 年，加重 1 月。

病史：3 年前因感冒发热后出现面睑浮肿，尿少，在某医院诊断为"急性肾炎"，经住院治疗后未予重视。自去年起经常发生浮肿，经休息或服利尿药后可消肿。上月中旬因劳累又发生浮肿，服药无好转。现全身浮肿，下半身尤甚，尿量少，身倦无力，畏冷，腰膝酸软，纳食减少，大便溏薄，1 日 2~3 次。

检查：面白唇淡，四肢不温，双足按之凹陷不起。舌质淡，舌体稍胖，苔薄白，脉沉细。尿检：蛋白质（＋＋）。

问题分析：

（1）患者的水肿是怎样发生的？病位主要在哪些脏腑？

（2）请用藏象学说和水液代谢理论分析病人的病因病机，并解释各症。

习题参考答案

一、选择题

（一）A 型选择题（单项选择）

1. A 2. B 3. D 4. B 5. C 6. C 7. D 8. A 9. D 10. A 11. A 12. B 13. A 14. D 15. E 16. D 17. B 18. C 19. B 20. C

（二）B 型选择题（单项选择）

21. A 22. B 23. A 24. D 25. C 26. E 27. B 28. D 29. A 30. C 31. A 32. E

（三）D 型选择题（双项选择）

33. CD 34. AD 35. BD 36. AB 37. AC 38. BD 39. BC

（四）X 型选择题（多项选择）

40. ABC 41. AB 42. AD 43. BCD 44. ABCE 45. AC 46. ABD 47. ABD 48. ABCDE 49. AD 50. BCDE

二、填空题

51. 走息道而司呼吸，贯心脉而行气血，资助先天元气

52. 出血

53. 肌肉，孔窍

54. 血能生气，血能载气

55. 上气不足，中气下陷

56. 气能行津，气能摄津

57. 推动力和固摄力

58. 气的化生不足，消耗太多

59. 营气，津液

60. 十二经脉

61. 人体的脏腑，经络等组织器官

62. 机体内一切正常水液

63. 津能生气，津能载气

64. 一切精微物质

65. 肺，脾，肾

66. 温煦作用

67. 上气海（膻中）

68. 防御外邪，温养全身，调控腠理

69. 气机，升降出入

70. 营气，元气，原气

71. 液态，阴，水谷精微，滋润，濡养

三、名词解释

72. 先天之精是禀受于父母的生殖之精，它与生俱来，在出生前已经形成。

73. 人体之气是构成人体和维持人体生命活动的最基本物质，是不断运动、活力很强的精微物质。

74. 宗气是由肺吸入的清气与脾胃化生的水谷之精气结合而成、聚于胸中之气。

75. 气化是指通过气的运动而产生各种变化的过程。

76. 气机失调即气的升降出入运动失调，是指疾病在其发展过程中，由于致病因素的影响，进而导致气机运行不畅或升降出入失去平衡协调的病理变化。

77. 血虚指血液虚损不足，营养功能减退，脏腑组织器官失养的病理状态。

78. 离经之血是指在某些因素的作用下，血液不能在脉内循行而溢出脉外，又称为出血。

79. 津液是人体内一切正常水液的总称，包括各个脏腑组织的内在体液及其正常的分泌物。其中清稀者为津，稠厚者为液。

80. 血为气之母是指气在生成和运行中始终离不开血，其理由是：①血能生气；②血能载气。

81. 肝藏血，肾藏精。肝血的化生有赖于肾中精气的气化，肾精的充盛，亦有赖于血液的滋养，精血可互生互化；血、精都是以水谷精微为物质基础，二者的密切关系，称为精血同源。

82. 血液和津液同源互化，血液中的水液渗出脉外则为津液，津液又是汗液的化生之源，由于血液与汗液均与津液有关，故曰"血汗同源"。

83. 津液是气的载体之一，当大吐、大泻、大汗等津液大量流失时，气易随之外脱，即称为气随津脱。

四、问答题

84. 答：人体之气，是由禀受于父母的先天精气、饮食物中的水谷精气和自然界的清气，通过肾、脾胃、肺等脏腑生理功能的综合作用，将三者有机结合而生成。

85. 答：气的运动称为气机。气的运动形式为升、降、出、入。其在脏腑功能的活动中得以体现，其中肺在上宜降，肝肾在下宜升，脾胃居中为升降的枢纽。

86. 答：元气是人体中最根本最重要的气，是生命活动的原动力。元气由肾精化生，并得脾胃之资助，通过三焦布达周身。具有推动人体的生长发育和生殖，激发和推动脏腑等的功能活动的作用。

87. 答：血的濡养和滋润作用体现在以化生的主要物质基础是营气和津液，它们均来源于脾胃所化生的水谷精气，故饮食营养的优劣与脾胃运动功能的强弱均直接影响着血液的化生。二是相关脏腑的功能状态。体现在以下方面：①面色红润；②肌肤的丰满壮实；③皮肤和毛发的润泽有华；④感觉和运动的灵活自如。

88. 答：津液的生理功能有三个方面：一是滋润和营养周身，内而脏腑、骨节、脑髓，外而皮肤、肌肉、孔窍。二是进入脉中，化生血液，为血液的组成部分。三是运输体内的代谢废物至有关的排泄器官、并排出体外。

89. 答：气与血的关系可概括为"气为血之帅，血为气之母"。气为血之帅包含三方面的意义：气能生血，气能行血，气能摄血。血为气之母包含两方面的意义：血能养气，血能载气。

90. 答：津液与血液同由水谷精微所化，均赖脾胃功能而生成；津液与血液之间还可互相渗透、转化，因此说"津血同源"。临床上大失血的病人不可再用汗法；多汗夺津或津液大量丢失者不可复用放血等损伤血液的疗法。

91. 答：津和液，同属体内的正常水液，均来源于饮食，依靠脾胃的纳运功能而生成，故两者之间可以相互转化，常同时并称。区别点：一般来说，性质较清稀，流动性较大，分散于体表皮肤、肌肉和孔窍之中，起滋润作用的，称为津；性质较稠厚，流动性较小，灌注于骨节、脏腑、脑髓之中，起濡养作用的，称为液。

92. 答：运用补气法治疗出血的机理：①气能摄血，通过补气可达止血的目的；②气能生血，补气可促进血液的生成；③血载气而行，出血量多，易致气伤，甚则气脱，此时补气恰病情所需。

五、论述题

93. 答："气为血之帅，血为气之母"。气为血之帅包括气能生血、气能行血、气能摄血三个方面；血为气之母包含血能养气和血能载气两个方面。

94. 答：血和津液都由水谷精微所化生，都具有滋润濡养的作用，二者之间可以相互渗透，相互转化，这种关系称为"津血同源"。

津液是血液化生的组成部分。中焦水谷化生的津液，在心肺作用下进入脉中，与营气相合，变化为血。血液运行于脉中，脉中之液可以渗出脉外而化为津液，以濡润脏腑组织和官窍，也可以弥补脉外津液的不足，有利于津液的输布代谢，其中，津液可以转化为汗液排泄于外，故有血汗同源之说。病理上耗血可以伤津，津枯则血燥。

95. 答：气的生理功能有以下六个方面：①推动作用：指气的激发和推动作用。体现在三方面：一是推动人体的生长发育；二是激发推动脏腑、经络的功能活动，三是推动血的生成、运行以及津液的生成、输布和排泄。②温煦作用：指阳气温煦机体的作用。体现在三个方面：一是维持体温的相对恒定；二是温养脏腑；三是温通血脉及津液。③防御作用：指气有保卫机体、防御外邪的作用。体现在两个方面：一是防邪入侵；二是驱邪外出。④固摄作用：指气有固护控制体内液态物质，使其不无故丢失的作用。体现在三个方面：一是固摄血液；二是固摄汗、尿、唾液等；三是固摄精液。⑤气化作用：指通过气的运动而产生的各种变化，即精、气、血、津液各自的新陈代谢和相互转化。⑥营养作用：指气能营养全身及构成形体的作用。

96. 答：气化，是指通过气的运动而产生的各种变化。主要包括：在气的升降出入运动中，气自身发生的变化。将某一物质转化为另一物质，如精和血之间的互生互化等。将多种物质合成为一种物质，如先天之精气、水谷之精气和自然界结合生成为人体之气等。将一种物质化生为多种物质，如水谷精微化生成营气、卫气、宗气及血等。总之，体内物质之间的转化及其新陈代谢过程，均可统称为气化。

97. 答：相同点：营气与卫气均以脾胃所化生的水谷精气为其主要的物质来源，皆出入脏腑，流布经络。不同点：营气，其性精专柔和，属阴，行于脉中，具有营养周身、化生血液之功；卫气，其性慓疾滑利，属阳，行于脉外，具有温养脏腑，护卫肌表之功。

98. 答：血的生理功能有二：①濡养滋润全身脏腑组织：血沿脉管循行于全身，为全身各脏腑组织器官的功能活动提供营养。全身各部分无一不是在血的濡养作用下发挥其生理功能。②为精神情志活动的物质基础：血液与神志活动有密切关系，《黄帝内经》说："血者，神气也"；"血脉和利，精神乃居"。

99. 答：血的正常运行与心、肝、肺、脾四脏关系密切。心主血脉，心气充沛则心搏正常，能有效地推动血液在脉中循行于全身上下，以发挥血液的濡养作用。肝主疏泄气机，气机调畅则气血运行畅达有序；肝主藏血，能调节全身血液的分配比例，并防止出血。肺朝百脉，肺宣发肃降，使血会聚于肺，在肺中进行气体交换后又输布到全身，肺气充足，则能助心行血。脾能生血而统血，脾为气血生化之源，脾气又能统摄血液在脉中运行而防止血液溢出脉外，脾气足则血化生有源，并使血液循经脉而周流全身。

100. 答：津液来源于饮食水谷，通过脾胃、小肠和大肠吸收饮食水谷的水分和营养而生成。具体过程是：脾胃运化、小肠主液、大肠主津。津液的输布主要依靠脾、肺、肾、肝和三焦等脏腑生理功能的综合作用而完成。脾气散精：①将津液"上输于肺"；②直接将津液布散全身，"灌溉四旁"。肺主行水：①通过宣发作用将津液输布至上部和体表；②通过肃降作用将津液输布至肾和膀胱以及人体下部。肾主津液：①推动脾、肺、肝、小肠和三焦等脏腑津液代谢的生理功能；②将由肺下输于肾的津液中之"清"者重新吸收，经三焦上输于肺而布散全身，"浊"者生成尿液下注膀胱。肝主疏泄：调畅气机，气行则水行。三焦决渎：是津液在体内流注、输布的通道。津液的排泄通过尿、汗、呼气和粪便的途径排出体外，主要依赖肺、脾、肾等脏腑的综合作用而完成。

101. 答：人体出汗有两种情况：一是散热性出汗；二是精神性出汗。精神性出汗是指人在精神紧张时，或受惊时出汗，由于心为五脏六腑之大主，主宰人体的精神情志活动，因精神情志而引起的出汗皆与心直接相关，故称汗为心之液。

102. 答：气和津液的关系表现在：①气能生津，指气的气化作用是津液化生的动力。②气能行津，指气的运动是津液输布和排泄的动力。③气能摄津，指气的固摄作用可以控制津液的排泄量。④津能载气，指气必须依附于津液之中才能存于体内。⑤津可化气，津液在元阳的蒸腾下可化为气。

103. 答：津液与血液都来源于水谷精微，且二者可以相互转化，故曰"津血同源"。汗为津液所化，汗多则伤津，津伤则血虚，故曰"血汗同源"。临床上病人失血过多时，可见口渴、尿少、皮肤干燥等津液不足之症。因此。对于失血和血虚的病人，不宜用汗法。故《黄帝内经》有"夺血者无汗"，《伤寒论》有"衄家不可发汗"和"亡血家不可发汗"之诫。若津液大量耗损时，不仅渗入脉内的津液不足，甚至脉内的津液亦可渗出于脉外，形成血脉空虚、津枯血燥和津亏血瘀等病变。因此，对于多汗夺津或津液大亏的患者，不可轻易地使用、破血、逐血之剂。故《黄帝内经》有"夺汗者无血"的告诫。

六、案例分析

1. （1）属气血两虚。因劳累过度伤气，气虚不能摄血而致使经血不止。血虚气亦虚，导致全身机能低下，故乏力气短，纳食减。血虚不能养心神，故心悸健忘多梦。血虚致肝目失养，故目干目涩，肢体麻木。

（2）气能摄血，血能养气、载气。血虚则气失所养，血脱气失依附而虚亏，气虚不能摄血导致血虚，久之形成气血两虚。

2. （1）风邪犯肺导致肺失宣降，通调水道失职。病变在脾肺肾。

（2）因外邪入侵，脾肺肾参与水液代谢作用失常，水液输布排泄道路障碍，从而导致水液停聚于体内。

第四章

经　络

一、掌握经络的基本概念，经络系统的组成及其生理功能。

二、掌握十二经脉的循行规律（走向与交接规律、分布规律、流注次序、表里关系和大体循行路线）。

三、掌握奇经八脉的概念和总的功能，督、任、冲、带脉的循行概况及主要功能。

四、了解阴阳跷脉、阴阳维脉的循行概况和主要功能。

五、了解经别、别络、经筋、皮部的基本概念和功能。

六、了解经络学说在中医学中的运用。

第一节　经络学说概述

一、经络的基本概念

（一）概念

经络，是经脉和络脉的总称，是运行全身气血，联络脏腑形体官窍，沟通上下内外，感应传导信息的通路。

经，有路径、途径之意，是经络系统中的主干，即主要通路；

络，有联络、网络之意，是经脉的分支，错综联络，遍布全身。

（二）经脉和络脉的区别与联系

1. 经脉和络脉的区别（表4-1）

以"经为主干，络为分支"为准则。

表 4－1   经脉与络脉区别表

类别 区别	经脉	络脉
形 态	粗大	细小
位 置	深而不见	浅而常见
循 行	直行（除带脉外）	纵横交错
数 量	较少	较多

2. 经脉和络脉间的联系

二者紧密相连，担负着运行气血、联络沟通等作用，将五脏六腑、四肢百骸、五官九窍、皮肉筋脉等联结成一个有机的整体。

二、经络学说的定义

经络学说，是研究人体经络的概念、经络系统的构成、循行分布规律、生理功能、病理变化及其与脏腑、形体官窍、气血津液之间相互关系的学说。

三、经络学说形成的依据

以古代的针灸、推拿、气功等医疗实践为基础，结合当时的解剖生理知识，以及古代哲学的渗透，逐渐上升为理论而形成的。

四、经络系统的组成

经络系统的组成见图 4－1

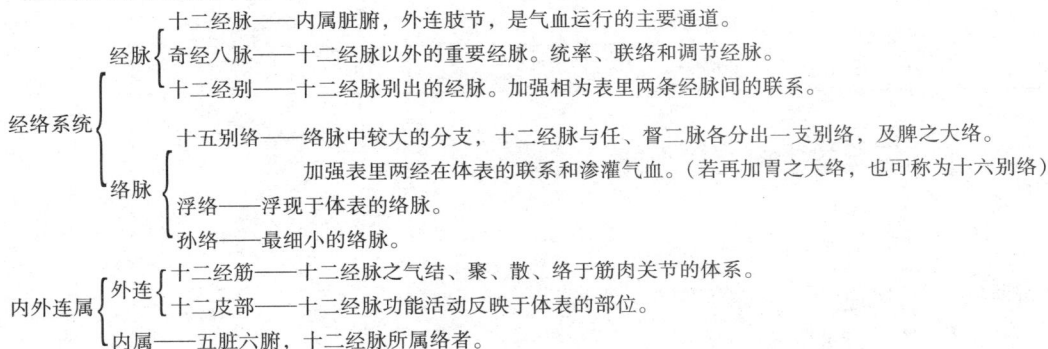

```
                  ┌ 十二经脉——内属脏腑，外连肢节，是气血运行的主要通道。
            经脉 ─┤ 奇经八脉——十二经脉以外的重要经脉。统率、联络和调节经脉。
                  └ 十二经别——十二经脉别出的经脉。加强相为表里两条经脉间的联系。
经络系统 ─┤
                  ┌ 十五别络——络脉中较大的分支，十二经脉与任、督二脉各分出一支别络，及脾之大络。
            络脉 ─┤             加强表里两经在体表的联系和渗灌气血。（若再加胃之大络，也可称为十六别络）
                  │ 浮络——浮现于体表的络脉。
                  └ 孙络——最细小的络脉。
                  ┌ 外连 ┌ 十二经筋——十二经脉之气结、聚、散、络于筋肉关节的体系。
内外连属 ─┤        └ 十二皮部——十二经脉功能活动反映于体表的部位。
                  └ 内属——五脏六腑，十二经脉所属络者。
```

图 4－1　经络系统组成图

第二节　十二经脉

十二经脉是经络系统的核心组成部分。经络系统的十二经别及络脉等都是从十二经脉分出，彼此联系，相互配合而协同发挥作用的。

一、十二经脉命名原则

（一）阴阳属性

脏为阴，腑为阳。

（二）手足上下

分布在上肢的为手经，分布在下肢的为足经。

（三）肢体内外

位于肢体内侧的为阴经，位于肢体外侧的为阳经。

（四）经脏相合

脏腑与经脉名称相结合（表4-2）。

表4-2 十二经脉名称表

	阴经（属脏）	阳经（属腑）
手	太阴肺经	阳明大肠经
	厥阴心包经	少阳三焦经
	少阴心经	太阳小肠经
足	太阴脾经	阳明胃经
	厥阴肝经	少阳胆经
	少阴肾经	太阳膀胱经

二、十二经脉的走向交接规律

（一）走向规律

手三阴：从胸走手，交于手三阳；
手三阳：从手走头，交于足三阳；
足三阳：从头走足，交于足三阴；
足三阴：从足走腹（胸），交于手三阴。
如此使十二经脉构成"阴阳相贯，如环无端"之循环经路（图4-2）。

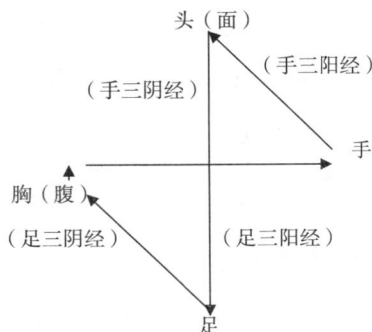

图 4 - 2 十二经脉走向交接规律图

三、经脉的分布规律

十二经脉在体内的分布基本上是纵行的。除足阳明经外，阴经均行于四肢内侧或胸腹部，阳经均行于四肢外侧或背部。手经主要行于上肢，足经主要行于下肢。

十二经脉在体表循行分布的基本规律为：阴在内侧、腹面；阳在外侧、背面。

（一）头面部

以阳经分布为主。阳明经行于面、额部；手太阳经行于面颊部，足太阳经行于头顶及头后部；少阳经行于头侧部。

此外，手少阴心经、足厥阴肝经均上达目系，足厥阴肝经与督脉会于头顶。

（二）四肢部

1. 阴经循于内侧面：前缘（太阴）、中线（厥阴）、后缘（少阴），详见图 4 - 3。

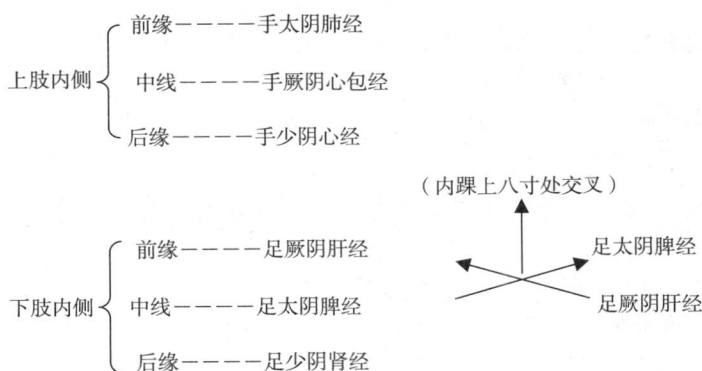

图 4 - 3 十二经脉走向交接规律图

2. 阳经循于外侧面：前缘（阳明）、中线（少阳）、后缘（太阳），详见图 4 - 4。

```
                    ┌ 前缘－－－－手阳明大肠经
           上肢外侧 ┤ 中线－－－－手少阳三焦经
                    └ 后缘－－－－手太阳小肠经

                    ┌ 前缘－－－－足阳明胃经
           下肢外侧 ┤ 中线－－－－足少阳胆经
                    └ 后缘－－－－足太阳膀胱经
```

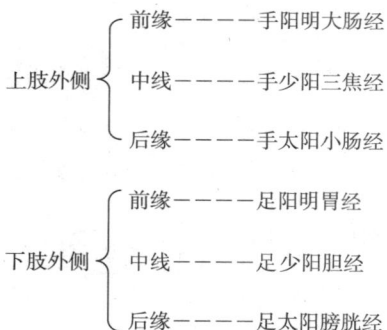

图 4 - 4　经脉四肢部的分布图

（三）躯干部

阳经：手三阳——行于肩胛部；足三阳——行于躯干前、侧、后面。

阴经：手三阴——均从胸部行于腋下；足三阴——均行于胸腹面。

循行于胸腹面的经脉，自内向外依次为足少阴肾经、足阳明胃经、足太阴脾经和足厥阴肝经。

四、十二经脉的表里关系

表 4 - 3　　　　　　　　　　　十二经脉表里关系表

表	手阳明大肠经	手少阳三焦经	手太阳小肠经	足阳明胃经	足少阳胆经	足太阳膀胱经
里	手太阴肺经	手厥阴心包经	手少阴心经	足太阴脾经	足厥阴肝经	足少阴肾经

（一）表里关系的含义

十二经脉中的阳经和阴经之间，通过经别、别络的相互沟通、联系、配合形成六对稳定的关系，称为"表里相合"关系。

（二）属络脏腑

阴经属脏，阳经属腑，两者之间通过表里关系相互联络，构成属脏者络腑、属腑者络脏的"相合"关系。

1. 属：十二经脉通过本脏或本腑的称为属。

2. 络：十二经脉通过与其相互表里经的脏或腑称为络。

五、十二经脉的流注次序

流注：十二经脉内气血流动不息，沿一定的方向，在身体各部循环灌注（图 4 - 5）。

```
        食指端              鼻翼旁            足大趾端
  ──→ 手太阴肺经 ──→ 手阳明大肠经 ──→ 足阳明胃经 ──→ 足太阴脾经 ─┐
  │                         心中 ←──────────────────────────────┘
  │         小指端              目内眦            足小趾端
  └→ 手少阴心经 ──→ 手太阳小肠经 ──→ 足太阳膀胱经 ──→ 足少阴肾经 ─┐
  │                         胸中 ←──────────────────────────────┘
  │        无名指端             目外眦            足大趾
  └→ 手厥阴心包经 ──→ 手少阳三焦经 ──→ 足少阳胆经 ──→ 足厥阴肝经 ─┐
  └─────────────────────── 肺中 ←──────────────────────────────┘
```

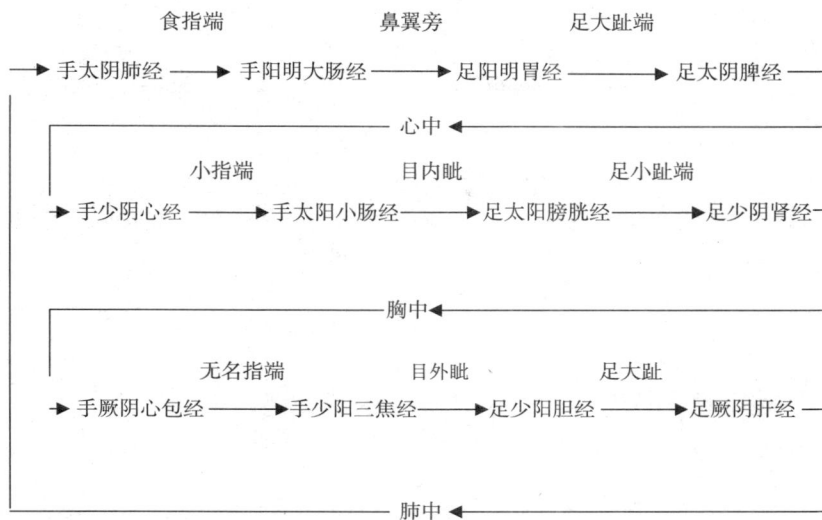

图 4 – 5　十二经脉流注次序图

六、十二经脉的循行部位

为便于记忆和理解，将十二经脉循行的起点、体表主要循行路线、终点联系的脏腑列表见表 4 – 4

表 4 – 4　十二经脉循行概况表

经脉名称	起点	体表主要循行部位	终点	属络脏腑
手太阴肺经	中焦	胸部外上方、上肢内侧前缘	拇指末端拇指桡侧端	肺、大肠
手阳明大肠经	食指桡侧端	上肢外侧前缘、肩关节前缘、颈部前面、挟口	鼻翼旁与胃经相接	大肠、肺
足阳明胃经	鼻翼旁	鼻根、前额、胸部（乳中线）、腹部（正中线旁开 2 寸）下肢前外侧	次趾及足大趾内侧端	胃、脾
足太阴脾经	大趾内侧端	下肢内侧前缘（在内踝上八寸处以下，行于中线）、腹部、胸部	舌下	脾、胃
手少阴心经	心中	上肢内侧后缘	小指桡侧末端与小肠经相接	心、小肠
手太阳小肠经	小指桡侧端	上肢外侧后缘、绕肩胛，交肩上，颈侧部、面颊、目外眦、耳中、目眶下缘至目内眦。	目内眦与膀胱经相接	小肠、心

经脉名称	起点	体表主要循行部位	终点	属络脏腑
足太阳膀胱经	目内眦	额、顶、枕、项、背、腰部（正中线旁开 1.5 寸及 3 寸），下肢后外侧	小趾与足少阴肾经相接	膀胱、肾
足少阴肾经	足小趾下	足跟、下肢内侧后缘、腹部（正中线旁开 5 分），胸部（正中线旁开 2 寸）	挟舌本（舌根两旁）	肾、膀胱
手厥阴心包经	胸中	胸内、胁部及腋下、上肢内侧中线	中指桡侧端	心包、三焦
手少阳三焦经	无名指尺侧端	上肢外侧中线、肩关节后侧、耳周围、颊、目眶下、目外眦	目眶下	三焦、心包
足少阳胆经	目外眦	头部颞侧、耳周围、胸侧、腹侧、阴部毛际、下肢外侧中线	四趾	胆、肝
足厥阴肝经	大趾后汗毛处	下肢内侧中线（在内踝 8 寸处以下行于前缘）、少腹、胁肋、喉咙后、鼻咽部、口唇、目系、额，头顶。	头顶	肝、胆

第三节　奇经八脉

一、概述

（一）奇经八脉的含义

奇经八脉，有异于十二正经，是督、任、冲、带、阴阳跷、阴阳维八条经脉的总称。

（二）奇经八脉的特点

1. 别道奇行
分布不像十二正经有规律，纵横交错地循行分布于十二正经之间。
2. 无直属脏腑
与内在脏腑没有直接的络属关系，也无表里配合关系。
3. 无本经腧穴
除督、任二脉之外，其余六条经脉都无本经腧穴。

（三）奇经八脉的功能

1. 加强十二经脉之间的联系。

2. 调节十二经脉的气血。

3. 与肝、肾等脏及女子胞、脑、髓等奇恒之腑的关系较为密切。

二、督、任、冲、带的循行概况和主要功能

（一）督、任、冲三脉循行特点——"一源三歧"

1. 一源　三脉皆起于胞中，下出会阴。

2. 三歧

（1）督脉：沿腰背正中（脊柱里）上项、络脑，沿头中线至上唇系带。分支络肾。

（2）任脉：沿胸腹中线至咽，环唇，从面颊分行目眶下。分支与冲脉皆行于脊柱前。

（3）冲脉：与足少阴经并，夹脐、布胸，经喉绕唇到目眶下。分支行下肢内侧到足底。

（二）带脉的循行

起于季胁，斜下至带脉穴，绕身一周。

（三）督、任、冲、带脉各自的生理功能

1. 督脉

（1）为阳脉之海，总督一身阳经气血。

（2）与脑、髓、肾有密切的联系。

2. 任脉

（1）为阴脉之海，调节总任一身阴经气血。

（2）主胞胎，与女子妊娠密切相关。

3. 冲脉

（1）为全身气血要冲，容纳、调节十二经脉气血。

（2）为"血海"，与妇女月经有密切关系。

4. 带脉

约束纵行诸脉，主司带下。

三、阴跷脉、阳跷脉、阴维脉、阳维脉

（一）阴阳跷脉

1. 循行

阴阳跷脉左右成对，均起于足踝下。

（1）阴跷：自照海穴处沿下肢内侧直上，沿腹胸出行于人迎前，到目内眦。

（2）阳跷：自申脉穴处沿下肢外侧，经腹部，沿胸、颈外侧，上挟口角到目内眦。

2. 基本功能

（1）主司下肢运动。

（2）司眼睑开合。

（二）阴阳维脉

1. 循行

（1）阴维脉：起于三阴交，沿下肢内侧上至腹、胁、咽喉，与任脉相会。

（2）阳维脉：起于外踝下，沿下肢外侧上经躯干后外侧，至身后、额部，分布于头侧与项后，与督脉会合。

2. 基本功能

维系与联络全身的阴经与阳经。

第四节　经别、别络、经筋、皮部

一、经别

（一）循行

从十二经脉别行分出，深入躯干深部，循行于胸、腹及头部。其循行特点可用"离、合、出、入"加以概括。

（二）基本功能

1. 加强表里两经在体内的联系。
2. 加强体表与体内、四肢与躯干的向心性联系。
3. 加强十二经脉对头面的联系。
4. 扩大十二经脉的主治范围。
5. 加强足三阴、足三阳经与心脏的联系。

二、别络

（一）循行

十二经脉的别络多行于身体的浅表部位，从肘膝关节以下分出后，均走向相表里的经脉，并与其相通。

（二）基本功能

1. 加强十二经脉中表里两经间在体表的联系。
2. 加强人体前、后、侧面统一联系，对其他络脉有统率作用。
3. 渗灌气血以濡养全身。

三、经筋

（一）循行

十二经筋循行分布一般在肢体部，从四肢末端走向头身，行于体表，结聚于关节、骨骼附近，按十二经脉所连属的筋肉体系。

（二）基本功能

约束骨骼，主司关节运动。利于关节屈伸。

四、皮部

（一）分布

十二经脉及其所属络脉在体表的分区。

（二）基本功能

是机体的卫外屏障。有助于诊断某些脏腑、经络的病变。反映相应脏腑、经络的病变。

第五节　经络的生理功能和经络学说的运用

一、经络的生理功能

（一）沟通联系作用

人体各种机能的协调统一主要依赖经络的沟通联系作用实现。

1. 脏腑与体表肢节的联系

（1）十二经脉各与相应的脏腑有特定的属络关系，外周体表的筋肉、皮肤组织及肢节等通过经脉的内属外连而与内在脏腑相互沟通。

（2）经脉之气散络结聚于经筋、布散于皮部。

2. 脏腑与官窍的联系

经脉内络属于脏腑，外行于体表上下，循行经过五官九窍，使其间相互沟通而联系起来。

3. 脏腑之间的联系

（1）十二经脉各络属一脏一腑，加强了相为表里的脏与腑的联系。

（2）某些经脉常联系多个脏、腑，使其间相互沟通。

（3）经别补充正经之不足，加强了与其他经脉的联系。

4. 经脉之间的联系

（1）十二经脉间阴阳表里自相衔接、流注。

（2）十二经脉间存在许多相互交叉和交合。

（3）十二经脉与奇经八脉间纵横交错相互联系。

（4）奇经八脉间彼此联系。

（5）络脉网络沟通经脉与脏腑、经脉与经脉之间。

（二）运输渗灌作用

经脉作为运行气血的主要通道而具有运输气血的作用，络脉作为经脉的分支而具有布散和渗灌经脉气血到脏腑形体官窍及经络自身的作用。

（三）感应传导作用

经络系统具有感应及传导针灸或其他刺激等各种信息的作用。

得气——经络系统对经穴刺激引起感应传导，在局部出现酸、麻、胀的感觉及沿经脉走向传导。

经气——经络的生理功能活动，称为"经气"。

（四）调节作用

经络系统能通行气血、协调阴阳，使人体机能活动保持相对平衡。

二、经络学说的应用

（一）阐释病理变化

1. 传递病邪——外邪由表传里的途径

（1）外邪可通过经络，从皮毛肌腠内传脏腑。

（2）脏腑病变之间，可通过经络相互影响。

2. 是脏腑病变反映于体表的途径

内脏病变可通过经络传导而反映于外，表现于某些特定的部位或与之相应的孔窍。

3. 脏腑病变相互传变的途径

一脏腑的病变可能通过经络传到另一脏腑。

（二）指导疾病的诊断、治疗

1. 指导疾病的诊断

（1）循经诊断：根据疾病表现的症状和体征，结合经络循行分布部位及其属络脏腑进行诊断。

（2）分经诊断：根据病变所在部位，详细区分疾病所属经脉进行诊断、辨证。

2. 指导临床治疗

（1）指导针灸推拿治疗，如：循经取穴、局部取穴、远隔部位取穴。

（2）指导药物治疗，如药物归经、引经报使、方剂的组方原则。

（3）指导其他治疗，如：针刺麻醉、耳针、电针、穴位埋线、穴位结扎等治疗方法。

重点难点指要

一、十二经脉走向与交接规律

走向规律：属脏的阴经循行于四肢内侧及胸腹，上肢内侧为手三阴经，下肢内侧为足三阴经；属腑的阳经循行于四肢外侧及头面、躯干，上肢外侧为手三阳经，下肢外侧为足三阳经。

交接规律：①相为表里的阴经与阳经在四肢末端衔接；②同名的手足阳经在头面部交接；③异名的手足阴经在胸部交接（图4－2）。

二、十二经脉分布规律

体内分布：分布复杂，十二经脉间及其与经别、奇经、络脉间，多有交叉和交会。交叉一般在相交后走向对侧；交会多在相交后走向仍与原方向一致（但有少数特殊情况）。交叉和交会更密切了机体各部的联系，加强了全身的整体性。

体表分布：十二经脉行于胸背、头面、四肢，左右对称分布于两侧，共计24条。（图4－3、4－4）

三、十二经脉流注规律

经脉所运气血由水谷精气所化，故经脉在接受中焦之气后，上注于肺，自手太阴肺经起依次相传，终至足厥阴肝经，再回复于手太阴肺经，开始新的循环。

其所呈现的流注规律是：①每两条阴经与两条阳经交替流注；②阳经与阴经之间是表里经相传；③阳经与阳经之间是同名手足经相传，从手至足经；④阴经与阴经之间依太阴、少阴、厥阴、太阴顺序从足至手经。（图4－5）

四、十二经脉表里联系规律

手足三阴经、三阳经与别络互相沟通，组成六对"表里相合"关系。

其所呈现联系规律是：①相表里的经脉都在四肢末端交接；②表里两经脉分别循行于四肢内外两侧的相对位置；③相表里两经脉相互络属其所联系的脏腑。（表4－3）

古今研究指要

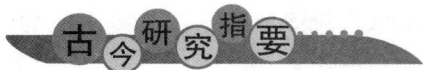

一、经络学说的研究与发展

《内经》成书，标志着经络学说的形成，其主要贡献是：系统阐述了十二经脉的理论；散载了有关"奇经八脉"的一些内容；形成了较系统的络脉理论；专篇记述了经络连属部分的名称、循行及某些病候；记载了全身经穴的数目，以及部分穴位的名称和部位。

经络学说自《内经》以后，代有发挥，日趋成熟。《难经》较详细地论述了十二经脉和奇经八脉，总结了一些经穴的特异性，大大丰富了经络学说的内容。汉·张仲景在经络学说的指导下，总结了伤寒发病规律，创立了六经辨证的施治纲领。晋·皇甫谧《针灸甲乙经》，记载了349个穴位，将"穴"与"经"联系起来，以经统穴，还通过交会穴的形式表现了各经间的关系。宋·王惟一根据经络学说的分经布点，主持铸造经络穴位模型"铜人"两具，统一了宋以前各家对经络和腧穴的某些不同看法。阎广明在金·何若愚《流注指微赋》的基础上，扩充有关内容而成《子午流注针经》，研究气血运行与时辰的关系。元·滑伯仁在忽泰必烈十四经体系的基础上，首次提出了"十四经"的命名，发挥了十四经理论。明·杨继洲编撰《针灸大成》一书，总结了明以前中国针灸的主要学术经验，重新考定了穴位的名称和位置，阐述了历代针灸的操作手法，记载了各种病证的配穴处方和治疗验案。明·李时珍在《奇经八脉考》中指出"内景隧道，唯返观者能照察之"，认为经络是古人通过"返观内照"所发现。清·叶天士《临证指南医案》对络脉理论与临床有较深刻的研究，提出了"久病入络"、"久痛入络"的学术观点。但清代统治阶级拘于封建礼教，重药轻针，限制了针灸的发展。清以后至民国时期，中医学遭受严重的摧残，经络学说的应用和发展受到很大限制。新中国成立以后，对经络学说进行了深入研究，尤其对经络实质的探索，取得一定成绩，使中医经络学说有了新的发展。

二、经络实质的研究

经络学说是古人长期医疗实践的总结，由于历史条件的限制，古代医籍对"经络"虽有许多具体的描述，但对其实质并没有明确的说明。因此，"经络"究竟是指人体内的哪些组织结构？"经络"的实质是什么？都成为多年来人们关注的问题。下面介绍一些具有代表性的观点。

（一）古代研究

1. 经络是脉管

早期的中医文献中，"经脉"的概念常以"脉"的形式出现，如长沙马王堆汉墓出土的古帛书及竹简中记载的十一条经脉，都称为"脉"，而不称"经脉"。在《内经》中，则"脉"与"经脉"混用，可见古人对脉管和经络的关系早有认识。

《素问·脉要精微论》曰："夫脉者，血之府也。"《灵枢·经脉》曰："脉道以通，血气乃行"，并说经脉"伏行分肉之间，深而不见"，"其虚实也，以气口知之，脉之见者，皆络脉也"。《灵枢·决气》曰："壅遏营气，令无所避，是谓脉。"因此，可以看出脉管为古代经络的主体结构。

2. 经络是人体气血运行的通道

《内经》提出经络是人体一种组织结构的名称，为人体气血运行的通道。

《灵枢·本藏》曰："经脉者，所以行气血而营阴阳，濡筋骨，利关节者也。"《灵枢·海论》曰："夫十二经脉者，内属于脏腑，外络于肢节。"皆指出经络是运行气血、联络脏腑肢节、沟通上下内外的通道。并进一步指出经脉与络脉中运行的是营气和津液化生而成的血，如《灵枢·痈疽》曰："中焦出气如露，上注溪谷而渗孙脉，津液和调，变化而赤为血。血和则孙脉先满溢，乃注于络脉，皆盈，乃注于经脉。"

（二）现代研究

研究者从不同的角度提出了各种关于经络实质的假说，并进行了相应的实验验证。

1. 经络结构研究

其一：经络已知结构论。许多学者认为经络是客观存在并有其形态基础的，这种假说包括血管、淋巴系统或人体功能调节系统。其二：经络特殊结构论。不少学者认为经络是客观存在的，但不一定以有形的形态存在，不一定能在解剖结构中找到其结构，它可能是独立于神经血管和淋巴、人体组织间等已知结构外而与之密切相关的另一个功能调节系统，对电、磁、光、声、机械刺激、化学刺激等有特殊反应，即未知结构而有已知功能的观点。其三：经络综合结构论。有学者认为经络可能是既包括已知系统，也包括未知结构的综合调节系统，即未知结构又未知功能的观点。

2. 经络现象研究

经络现象，是指沿古代经络路线出现的一些特殊的感觉传导和感觉障碍以及可见的皮肤色泽和组织形态变化等现象。经络现象一般是在针刺、艾灸、推拿及电脉冲等刺激作用于经穴后而产生的。经络现象的机理非常复杂，但从感觉到形态的多个侧面，反映出经络路线的客观存在。

值得注意的是，沿经络路线自发出现的麻木、痛敏、异常感觉等感觉障碍现象，其分布路线与古代经络路线相吻合，而与神经、血管的走行路线不同，也不同于现代医学中的某些神经痛、感觉障碍及内脏病变所致的海特带。循经性感觉障碍，尤其是循经性麻痛反应带与脏腑、经络的关系呈一定的规律性。

3. 络病理论与临床研究

近年来，基于中医经络学说的络病研究兴起，并广泛运用于实践。有学者认为，络病理论可以推进中医自身理论的完善，还能极大地提高心脑血管疾病、糖尿病血管并发症、神经肌肉疾病等临床治疗效果。

课后习题训练

一、填空题

1. 经脉是经络系统的主干，主要有_____、_____和_____三大类组成。

2. 络脉是_____的分支，有_____、_____和_____之分。

3. 十二经脉的走向，如《灵枢·逆顺肥瘦》说："手之三阴，_____；手之三阳，_____；足之三阳，_____；足之三阴，_____。

4. 带脉的主要机能为_____、_____。

5. 十二正经中，上肢内侧经脉分布：_____在前，_____居中，_____在后；下肢外侧经脉分布：_____在前，_____居中，_____在后。

6. 互为表里的阴经与阳经在_____交接；同名的手足阳经在_____交接；手足阴经在_____交接。

7. 十二经脉行于腹部的经脉，自内向外依次为_____、_____、_____、_____。

8. 皮部是十二经脉机能活动反映于_____的部位，也是_____散布的地方。

9. 十二经脉中最大的分支称为_____，其循行深入_____，并循行于_____及头部。

10. 奇经八脉中，同起于胞中的经脉有_____、_____、_____、称为_____。

11. 奇经八脉的走行中，行于人体前正中线的是_____，行于腹部、下肢及脊柱前的是_____，横行于腰部的是_____。

12. 头痛之症，痛在前额者，多与_____经有关；痛在两侧，多与_____经有关；痛在后头连及项部，多与_____经有关；痛在巅顶，多与_____经有关。

13. 经络的生理功能主要是_____、_____、_____和_____。

14. 奠定经络学说理论体系的典籍是_____，晋代皇甫谧编著的第一部针灸专著是_____。

二、单项选择题

1. 下列哪一项经脉的名称是错误的（   ）
   A. 足太阳膀胱经   B. 手太阴肺经   C. 足厥阴肝经   D. 足少阴脾经

2. 手厥阴经所络的脏腑是（   ）
   A. 肺   B. 心   C. 三焦   D. 膀胱

3. 具有连缀四肢百骸、约束骨骼、主司关节运动作用的是（   ）
   A. 十二经脉   B. 十二经别   C. 十二经筋   D. 十二皮部

4. 经络系统中，"内属于脏腑，外络于肢节"的为（   ）
   A. 经别   B. 经筋   C. 正经   D. 经脉

5. 主要具有统率、联络和调节十二经脉作用的是（   ）

A. 经别　　　　B. 络脉　　　　C. 奇经　　　　D. 正经

6. 具有"溢奇邪"、"通荣卫"作用的是（　　）

A. 浮络　　　　B. 孙络　　　　C. 别络　　　　D. 经筋

7. 上行到头部巅顶的经脉是（　　）

A. 手阳明大肠经　　　B. 足厥阴肝经　　　C. 足阳明胃经　　　D. 足少阳胆经

8. 能司下肢运动和眼睑开合的经脉是（　　）

A. 督脉　　　　B. 别络　　　　C. 冲脉　　　　D. 跷脉

9. 下列哪一项不属于肝经循行的部位（　　）

A. 小腹　　　　B. 阴囊　　　　C. 胁肋　　　　D. 外踝

10. 根据十二经脉的流注次序三焦经后接（　　）

A. 胃经　　　　B. 心经　　　　C. 心包经　　　　D. 胆经

11. 循行于上肢外侧中缘的经脉是（　　）

A. 手少阳三焦经　　　B. 手太阴肺经　　　C. 手阳明大肠经　　　D. 手太阳小肠经

12. 内踝上八寸以下，循行于下肢内侧前缘的经脉是（　　）

A. 足厥阴肝经　　　B. 足少阴肾经　　　C. 足太阴脾经　　　D. 足阳明胃经

13. 内踝上八寸以上，循行于下肢内侧前缘的经脉是（　　）

A. 足阳明胃经　　　B. 足厥阴肝经　　　C. 足少阴肾经　　　D. 足太阴脾经

14. 既称"血海"又称"十二经脉之海"的是（　　）

A. 任脉　　　　B. 冲脉　　　　C. 督脉　　　　D. 带脉

15. "头为诸阳之会"是由于（　　）

A. 头居上部，且有阳经分布　　　　　　B. 同名的手足之阳经均在头面部交接

C. 有"阳脉之海"之称的督脉上行于头　　　D. 与阴经相表里的阳经输送气血于脑

16. 十二经脉气血流注形式为（　　）

A. 上下贯注　　　B. 内外表里贯注　　　C. 手足贯注　　　D. 循环贯注

17. 经别的循行分布特点可概括为（　　）

A. 无固定的循行特点　　　B. 表里相贯　　　C. 离入出合　　　D. 循行于体表

18. 能维系、联络全身阴经作用的经脉是（　　）

A. 足少阴肾经　　　B. 阴维脉　　　C. 任脉　　　D. 冲脉

19. 通行上下、渗灌三阴三阳的经脉是（　　）

A. 任脉　　　　B. 冲脉　　　　C. 督脉　　　　D. 阴维脉

20. 与女子怀孕关系最密切的奇经是（　　）

A. 冲脉、督脉　　　B. 督脉、带脉　　　C. 阴跷、阳跷　　　D. 冲脉、任脉

三、多项选择题

1. 有关经络的说法，下列哪些是正确的（　　）

A. 经络就是人体内的脉管　　　　　　B. 经络是人体的组织结构

C. 经络能沟通人体上下内外　　　　　D. 经络就是神经传导系统

E. 经络系统由经脉、络脉及其连属部分组成

2. 经络系统的连属部分包括（　　）

    A. 经筋　　　　B. 别络　　　　C. 奇经　　　　D. 皮毛　　　　E. 皮部

3. 循行于背部体表的经脉有（　　）

    A. 督脉　　　　B. 冲脉　　　　C. 膀胱经　　　　D. 肾经　　　　E. 肝经

4. 循行于腹面的经脉有（　　）

    A. 脾经　　　　B. 肝经　　　　C. 肾经　　　　D. 胃经　　　　E. 任脉

5. 属膀胱经循行的部位是（　　）

    A. 腰部　　　　B. 项部　　　　C. 额部　　　　D. 面颊　　　　E. 头顶

6. 有加强十二经脉中表里两经联系作用的是（　　）

    A. 奇经八脉　　B. 十二经别　　C. 十五别络　　D. 十二经筋　　E. 十二皮部

7. 称为"一源而三歧"的经脉是（　　）

    A. 任脉　　　　B. 冲脉　　　　C. 督脉　　　　D. 带脉　　　　E. 阴维脉

8. 经别的生理功能有（　　）

    A. 加强了足三阴、足三阳经与心脏的联系。

    B. 加强了体表与体内、四肢与躯干的向心性联系。

    C. 加强了十二经脉对头面的联系。

    D. 扩大了十二经脉的主治范围。

    E. 加强了表里经在体内的联系。

9. 足少阴经所络属的脏腑为（　　）

    A. 膀胱　　　　B. 三焦　　　　C. 脾　　　　D. 肾　　　　E. 胃

10. 互为表里的两经有如下特点：（　　）

    A. 分别络属于互为表里的脏腑。

    B. 分别循行于四肢内外两个侧面的相对位置。

    C. 在四肢末端相交接。

    D. 互为表里的脏腑在生理功能上相互配合，在病理上也相互影响。

    E. 互为表里的两条经脉的俞穴可交叉使用。

11. 十二经脉中，到耳中的经脉有（　　）

    A. 手少阳经　　B. 足少阳经　　C. 手太阳经　　D. 足少阴经　　E. 足厥阴经

12. 经络学说指导疾病的诊断，下列哪些是错误的（　　）

    A. 两胁疼痛，多为心肺疾病　　　　　　　B. 缺盆中痛，多是肾的病变

    C. 前额疼痛，多与阳明经有关　　　　　　D. 头两侧疼痛，多与太阳经有关

    E. 巅顶疼痛，多与厥阴经有关

四、是非判断题（对者打"√"，错者打"×"）

1. 经络的功能活动，称为"经气"。（　　）

2. "足之三阴，从足走腹"，所以手足阴经在腹部交接。（　　）

3. 头为诸阳之会，所以头部无阴经的分布。（ ）

4. 别络有十二支。（ ）

5. 十二经脉各与其相为表里的脏腑相联系，称之为"属"。（ ）

6. 奇经中的阴维脉与阳维脉，阴跷脉与阳跷脉互相络属。（ ）

7. 相表里的手三阳经与手三阴经在上肢末端交接。（ ）

8. 十二经别加强了表里两经在体内的联系，而十五别络加强了表里两经在体表的联系（ ）

9. 足三阴经在下肢外侧的分布是：太阴经在前，厥阴经在中，少阴经在后。（ ）

10. 起于胞中，下出会阴，沿脊柱里面上行，至项后风府穴入脑的奇经是督脉。（ ）

11. 针刺中的"得气"现象和"行气"现象就是经络感应传导作用的表现。（ ）

12. 任脉起于胞中，与妇女妊娠有关，为生养之本，故"任主胞胎"。（ ）

13. 奇经八脉都不与脏腑直接属络，无表里相配关系。（ ）

14. 十二经脉手足三阴三阳共组成六对，称为"六合"。（ ）

15. 奇经八脉的流注是互相循环灌注的。（ ）

五、名词解释

1. 经络　2. 奇经八脉　3. 阳脉之海　4. 阴脉之海　5. 经筋　6. 别络　7. 感应传导
8. 六合　9. 一源三歧　10. 络属　11. 归经

六、简答题

1. 简述经络系统的组成与功能。

2. 十二经脉的走向和交接有何规律？

3. 简述奇经八脉总的功能。

4. 简述十二经脉的流注次序。

5. 任脉、督脉各有什么功能？

习题参考答案

一、填空题

1. 正经，经别，奇经

2. 经脉，别络，浮络，孙络

3. 从脏走手，从手走头，从头走足，从足走胸

4. 约束纵行诸经，主司带下

5. 手太阴肺经，手厥阴心包经，手少阴心经，足阳明胃经，足少阳胆经，足太阳膀胱经

6. 四肢末端，头面部，胸部

7. 足少阴肾经，足阳明胃经，足太阴脾经，足厥阴肝经

8. 体表，络脉之气

9. 十二经别，躯体深部，胸腹

10. 督脉，任脉，冲脉，一源三歧

11. 任脉，冲脉，带脉

12. 阳明，少阳，太阳，厥阴

13. 沟通联系作用，运输渗灌作用，感应传导作用，调节作用

14. 黄帝内经，针灸甲乙经

二、单项选择题

1. D　2. C　3. C　4. C　5. C　6. B　7. B　8. D　9. D　10. D　11. A　12. A　13. D　14. B　15. B　16. D　17. C　18. B　19. B　20. D

三、多选题

1. BCE　2. AE　3. AC　4. ABCDE　5. ABCE　6. BC　7. ABC　8. ABCDE　9. AD　10. ABCDE　11. ABC　12. ABD

四、是非判断题

1. √　2. ×　3. ×　4. ×　5. ×　6. ×　7. √　8. √　9. ×　10. √　11. √　12. √　13. √　14. ×　15. ×

五、名词解释

1. 经络，是经脉和络脉的总称，是运行全身气血，联络脏腑形体官窍，沟通上下内外，感应传导信息的通路系统。

2. 奇经八脉，是十二经脉之外的重要经脉，发挥着统率、联络、调节等作用。但在功能、循行上不同于十二正经，是督、任、冲、带、阴阳跷脉、阴阳维脉八脉的总称。

3. 阳脉之海，指督脉。与各阳经都有联系，调节全身阳经气血，故名。

4. 阴脉之海，指任脉。能总司阴脉之间的联系，调节阴经气血，故名。

5. 经筋，是十二经脉之气结、聚、散、络于筋肉、关节的体系。

6. 别络，从经脉分出的最大支脉。别络有十五条。

7. 感应传导，是指经络系统具有感应及传导针灸或其他刺激等各种信息的作用，如对"得气"和"行气"的经络现象的概括。

8. 六合，即经别按十二经脉的表里关系分成的六对组合。

9. 一源三歧：冲、任、督脉皆起于胞中，故为"一源"；下出会阴后，分为三条路线分别循行，故为"三歧"。

10. 络，即十二经脉与相互表里经的脏腑的联系为络。属，即十二经络与本经脏腑直接联系为属。

11. 归经，指药物对某经某脏的选择性作用。

六、简答题（答题要点）

1. 答：经络系统由经脉、络脉、连属部分组成。

经脉有十二经脉、奇经八脉、十二经别；络脉有别络、浮络、孙络；连属部分有十二经筋、十二皮部、内属五脏六腑的十二经脉所属络者。

经络的生理功能包括：①沟通联系作用。经络可以加强脏腑与体表组织的联系，沟通脏腑与形体官窍，以及脏腑与脏腑之间、脏腑与经络之间的联系。把人体联系成一个完整的整体。②运输渗灌作用。经络可以运输气血滋养全身。③感应传导作用。通过经络特有的感应传导作用，实现针灸的治疗，起到调整疾病虚实的作用。④调节作用。经络对人体具有良性的双向调节作用，通过针灸、推拿等疗法来达到调节机体阴阳、气血的协调平衡。

2. 答：十二经脉的走向和交接规律：

手三阴：从胸走手，交于手三阳；

手三阳：从手走头，交于足三阳；

足三阳：从头走足，交于足三阴；

足三阴：从足走腹（胸），交于手三阴。

相为表里的阴经与阳经在四肢末端交接。同名的手足阳经在头面部交接。手足阴经在胸部交接。

3. 答：总的功能有：①密切十二经脉的联系。其在循行过程中，与十二经脉交叉相接，加强十二经脉之间的联系，补充了十二经脉在循行上的不足，对十二经脉还起到分类组合的作用。②调节十二经脉的气血。奇经八脉具有涵蓄和调节十二经脉气血的作用，当十二经脉气血满溢时，流入奇经八脉，蓄以备用；当十二经脉气血不足时，奇经八脉涵蓄的气血溢出补充十二经脉，维持十二经脉气血的恒定。③与某些脏腑关系密切。奇经八脉与奇恒之府以及肾等有较密切的联系，加强这些脏腑组织之间的联系，并参与调节这些脏腑组织的功能。

4. 答：手太阴肺经→手阳明大肠经→足阳明胃经→足太阴脾经→手少阴心经→手太阳小肠经→足太阳膀胱经→足少阴肾经→手厥阴心包经→手少阳三焦经→足少阳胆经→足厥阴肝经。

5. 答：督脉为"阳脉之海"，与手足三阳经交汇，能调理全身阳经的气血；循行脊里，入脑，分支络肾，与脑、髓有密切联系，能参与调节脑、髓、肾的功能。

任脉为"阴脉之海"，其循行与足三阴经及阴维脉交汇，能总任阴脉之间的相互联系，调节阴经气血；任脉起于胞中，与女子月经来潮、胎孕有极其密切的关系。

第五章

体 质

学习目的要求

一、掌握体质的概念、正常体质的分型和特征。
二、熟悉体质的生理基础及体质学说的应用。
三、了解中医体质学说的形成与发展

学习内容指要

中医体质学说是一门既古老又新兴的学科，是人类认识和研究自身，研究体质起源、发展和变异的学科。

学习和掌握体质学说，不但有助于从整体上把握个体的生命特征，而且有助于分析疾病的发生、发展和演变规律，对诊断、治疗、预防疾病及养生康复均有重要意义。

第一节　体质学说概述

中医体质学说以中医理论为指导，研究各种体质特征与体质类型的生理、病理特点，并以此分析疾病的反应状态、病变的性质及发展趋向，从而指导疾病预防和治疗。

一、体质的概念

体质是人类生命现象的一种重要表现形式，每个生命活体必有其体质。

体质是在先天禀赋和后天因素基础上形成的，是形态结构、生理机能和心理活动三方面的综合，显现出相对稳定的固有特性，但又不是一成不变的。

体质通过人体机能和形态差异表现出来：

生理上——表现为机能、代谢及对外界刺激反应等方面的个体差异；

病理上——表现为对某些病因和疾病的易感性或易罹性，及产生病变类型与疾病转归中的某种倾向性。

二、体质的构成

中医学认为，人体体质包括了形、神两方面的内容。

体质由形态结构、生理功能和心理状态的差异性所构成。

1. 形态结构的差异性

包括外部形态结构和内部形态结构。形态结构在内部结构完好、协调的基础上，通过身体外形表现出来。

人的形态结构差异表现在：形态、体格、体形等方面的不同。

2. 生理功能的差异性

个体不同的形态结构特点决定着机体生理功能及对刺激反应的差异；机体生理功能的个性特征，又会影响其形态结构，引起相应的改变。

人的生理特征差异表现在：机体防病抗病能力、新陈代谢情况、自我调节能力以及偏于兴奋或抑制的基本状态等方面的不同。

3. 心理特征的差异性

人的形态结构与生理功能，是心理特征产生的基础；心理特征在长期的显现中，又影响着形态结构与生理功能，并表现出相应的行为特征。

人的心理特征还与个体的生活经历及社会文化环境密切联系，故相同形态结构和生理机能者，也可表现为不同的心理特征。

人的心理特征差异表现在：人格、气质、性格等方面的不同。

三、体质的特点

全面性——体现于形和神的一切方面。

普遍性——每个个体都有体质，无一例外。

复杂性——个体表现千状万态，复杂多样。

稳定性——个体生理特征相对稳定。

可变性——随时间推移、年龄变化而自然演变。

连续性——表现出不间断、连续的演变规律。

可预测性——体质发展演变规律具有可知性。

第二节　体质的生理学基础

一、体质与脏腑经络及精气血津液的关系

脏腑、经络的结构变化和功能盛衰、精气血津液的盈亏都是决定体质的重要因素。体质将脏腑精气阴阳之偏颇通过形态、功能、心理的差异性表现出来，形成个体特征。

研究体质，实质上就是从差异性方面研究藏象。

二、影响体质的因素

（一）先天禀赋

先天禀赋是体质形成的基础，是人体体质强弱的前提条件。

（二）年龄因素

随着个体发育的阶段不同，生命过程不断演变，某个阶段的体质特点与另一个阶段的体质特点是不同的。

（三）性别差异

人类最基本的体质类型可分为男性体质（阳）、女性体质（阴）两大类。

（四）饮食因素

饮食结构和营养状况对体质有明显影响。

（五）劳逸因素

过度的劳动和安逸是影响体质的又一重要因素。

（六）情志因素

七情的变化，可以引起内在脏腑精气的改变，从而影响人的体质。

（七）地理因素

所处的地理区域可产生不同自然条件下的体质特征。

（八）疾病针药及其他因素

疾病是促使体质改变的一个重要因素；针药误施，会加重体质损害。

第三节　体质的分类

人类体质的个性差异是客观存在的，表现纷繁多样，必须对复杂的体质现象作广泛的比较分析，从个性中探寻共性，加以甄别、整理与归类。

一、体质的分类方法

中医体质分类方法是以整体观念为指导思想、以阴阳五行学说为主线、以藏象及精气血津液神的理论为基础而构建的。

基于中医自身的理论与思维方式，古今医家从不同角度设计出多种体质分类法，大致有：古代医家的五行归属分类法、阴阳成分分类法、形态机能特征分类法、心理人格特征分类法、藏象阴阳分类法、阴阳属性分类法等；现代医家的四分法、五分法、六分法、七分法、九分法、十二分法等。

体质分类的目的是为了更准确地反映人群中不同个体的体质差异，并能体现体质的普遍性、复杂性、全面性、连续性和精确性。

二、常用体质分类及其特征

以下介绍的是最基本的体质分类。

（一）阴阳平和质

阴阳平和质，是功能较为协调的体质类型。为气血阴阳充盛，功能协调的体质。

1. 体质特征

身体强壮，胖瘦适度；肤色虽有五色之偏，但明润含蓄；目光有神，性格开朗、随和；食量适中，二便通调；舌红润，脉象缓匀有神；睡眠安和，精力充沛；反应灵活，思维敏捷，工作潜力大；自身调节和适应能力强。

2. 临床意义

不易感受外邪，较少生病，即使生病，多为表证、实证，易治愈、康复快，或不药而愈；若后天调养得宜，无暴力外伤或不良生活习惯，其体质不易改变，易长寿。

（二）偏阳质

偏阳质，是指具有亢奋、偏热、多动等特点的体质类型。

1. 体质特征

形体适中或偏瘦，较结实；面色多略偏红或微黑，或呈油性皮肤；性格外向，喜动好强，易急躁，自制力较差；食量较大，消化吸收功能健旺；大便易干，小便易黄；易汗出口渴；唇、舌偏红，脉多偏阳；精力旺盛，动作敏捷，反应灵敏，性欲较强。

2. 临床意义

对风、暑、热等阳邪易感性强，受邪发病后多表现为热证、实证，并易化燥伤阴，皮肤易生疮疖；内伤杂病多见火旺、阳亢或兼阴虚之证；易发生眩晕、头痛、心悸、失眠及出血等病证。

3. 演变倾向

若不注意养生，容易发展演变为阳亢、阴虚、痰火等病理性体质。

（三）偏阴质

偏阴质，是指具有抑制、偏寒、多静等特点的体质类型。

1. 体质特征

形体适中或偏胖，但较弱，容易疲劳；面色偏白而欠华；性格内向，喜静少动，或胆小易惊；食量较小，消化吸收功能一般；恶寒，精力偏弱，动作迟缓，反应较慢，性欲偏弱。

2. 临床意义

对寒、湿等阴邪的易感性较强，受邪发病后多表现为寒证、虚证，易传里或直中内脏；内伤杂病多见阴盛阳虚之证；容易发生湿滞、水肿、痰饮、瘀血等病证。

3. 演变倾向

若不注意养生，容易发展演变为阳虚、痰湿、水饮等病理性体质。

注意：在体质分类中所使用的阴虚、阳虚、阳亢，以及痰饮、瘀血等名词，与辨证论治中所使用的证候名称是不同的概念。

第四节　体质学说的应用

一、说明个体对某些病因的易感性

体质因素影响着个体对某些病邪的易感性、耐受性，并影响着发病的倾向性。

此外，遗传性疾病、先天性疾病的发生，以及过敏体质的形成，也与个体体质密切关系。

二、阐释发病原理

体质强弱影响着发病与否及发病情况。

体质强者，正气旺盛，抗病力强，邪气难以侵入致病；体质弱者，正气虚弱，抵抗力差，邪气易于乘虚侵入而发病。

发病过程因体质的差异，可即时发病、伏而后发、复发，且发病后的临床证候类型也因人而异。

三、解释病理变化

1. 体质因素影响病机的从化

从化——即病情随体质而变化；质化——指病势与质势结合就会使病变性质发生不同的变化。这种病势依附于质势，从体质而发生的转化，称之为"质化"，亦即"从化"。

2. 体质因素决定疾病的传变

体质主要从两个方面对疾病的传变发生作用：通过影响正气的强弱，决定发病和影响传变；通过影响病邪的"从化"而影响传变。

四、指导辨证

体质是辨证的基础，体质影响疾病的证候类型，从而使临床上出现同病异证或异病同证的证候类型。

体质状况被视为辨证的前提和重要依据。

五、指导治疗

注重体质的诊察是辨证论治的重要环节。

"因人制宜"的核心就是区别体质而治疗,具体运用如:区别体质特征而施治,采用"同病异治"与"异病同治"等法;根据体质特征注意针药宜忌;兼顾体质特征,重视善后调理等。

六、指导养生

善于养生者,要根据各自不同的体质特征,在食疗、精神调摄等方面选择相应的措施。

重点难点指要

一、中医学构建体质分类的思想方法

类型划分是体质学说运用于医疗实践活动能否达到最佳效果的首要步骤,这个问题也牵涉到理论基础与思维方式。

无论对体质如何分类,其方法都决不能脱离整个中医理论体系的大框架。与中医所有的学科一样,体质分类法当以整体观念为指导思想、以阴阳五行学说为主线、以藏象及精气血津液神的理论为基础。具体分类方法虽众多,但万变不离其宗,尤以阴阳分类为最基本的原则,正如《素问·阴阳应象大论》所言:"阴阳者,天地之道也",天地以阴阳为本,人居天地之间,其体也不离阴阳。清·章虚谷《医门棒喝·人体阴阳体用论》明确指出:"治病之要,首当察人体质之阴阳强弱"。

二、中医体质的构成要素

体质构成要素是分类的依据。

承《内经》论体质强调"形与神俱",张景岳《类经》又有"形神具备,乃为全体"之说。据此,后人论体质构成包括形态结构、生理功能与心理状态三方面,也有分别称之为体态、质能与气质的。具体而言:

1. 形态结构

有内外之分,外部的体格、体型、体重、性征、体姿、面色、毛发、舌象、脉象等是体质的表象;内部的脏腑、经络、气血等是体质的基础。通过直观的表象可测知内部的情况。

2. 生理功能

个体形态结构的差别可导致其生理功能表现各异,它反映于消化、呼吸、血液循环、水液代谢、生长发育、生殖以及感觉运动、精神意识、思维活动各方面的强弱,反映出脏腑、经络、气血功能的盛衰,是体质的内在要素。

3. 心理特征

某种特征的形态结构终会表现为某种特定的心理状态，不同脏腑的功能活动也会表现出特定的情志变化。

《内经》对体质的分类，在很大程度上也涵盖了这三种要素。

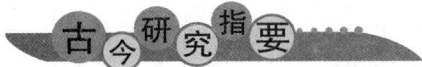

古今研究指要

一、中医体质学说的形成与发展

有关体质的最初认识，可上溯至春秋战国时期。据考，在《荀子》《周礼》《管子》《吕氏春秋》等书中都有：环境不同，正常人有不同的体质；不同地区的人，具有不同的好发性和易感性疾病的记载。《史记·货殖列传》更有"江南卑湿，丈夫早夭"之说，认为环境与人的寿夭长短有关。这些都被后人视为生态体质学的内容。

《内经》中蕴藏着丰富的体质学理论，尤以《灵枢》为主，除散载于各篇之外，还设立了专篇讨论，如《素问》的《异法方宜论》《血气形志篇》等篇、《灵枢》的《阴阳二十五人》《寿夭刚柔》《天年》《通天》《论勇》《逆顺肥瘦》《骨度》等篇。其内容涉及体质的形成和变化过程、体质间的差异、不同年龄性别的体质特征、体质类型与分类方法、体质与后天饮食营养及地理气候环境的关系、体质与发病及辨证论治的关系等，系统而又完整。可以说，《内经》是论人类体质现象最早、最全面的一部医学文献。

其后，张仲景《伤寒杂病论》将体质理论用之于临床，成为临床体质学的创始人；王叔和《脉经·平脉视人大小长短男女顺逆法》描述了不同体质的人所表现的不同脉象特征；巢元方《诸病源候论·漆疮候》认为过敏性疾病的发生是先天禀赋所定，揭示出特禀体质的存在；第一部中医儿科专著《颅囟经》以"稚阴稚阳之体"高度概括了小儿体质的生理特征；刘完素的寒凉用药，更适用于阳偏颇、邪易热化体质者；张从正的攻邪法，更适用于体质壮实者；李东垣的调理脾胃法，更适用于气虚体质者；朱丹溪的滋阴法，更适用于阴虚体质者；温补学派代表人物张景岳《景岳全书》从各方面辨识体质差异，在治疗上强调辨质论治，以治病求本；温病学医家们则对温热病发展过程中的体质现象及其与辨证、治疗的关系，作了进一步观察和总结。

20 世纪 70 年代末期，以王琦、匡调元为代表的医学工作者，经过发掘、提炼与升华，明确提出"中医体质学"的学科概念，采用传统与现代相结合的手段，对其展开大规模、深入地整理与研究。

二、中医体质学说的创新

当代中医提出的"辨体论治""辨质论治"，将体质与论治紧密结合，是中医体质学说运用的最高层次。

（一）理论上的创新

学者们跳出原有的思维方式，对体质与论治的关系，创造性地提出了很多新见解。如：突破中医对"标""本"的传统认识，提出"治病必求本，本于体质"、"急则治其症，缓则治其质"的新观点；认为《内经》所强调的"因人制宜"，其实质是"因体质制宜"；探究中医"辨证论治"中"同病异治，异病同治"的物质基础就是体质，以"同病异质"为"同病异治"的基础，"异病同质"为"异病同治"的基础。

（二）治疗方法上的创新

病理状态下的个体体质变化，是蕴藏于疾病证候之中的，它伴随着诸多病症同时出现，并非单独存在。故对体质改变的调整与病症的治疗无法截然分开，往往同步进行，在消除病症之时调节了体质，而体质的改善又促进了疾病的痊愈。当然，体质的调节也可以延续到病后阶段，以康复病体。

根据现代体质分类，学者们创制出体质调治的"六法""九法"等。通过对体质差异的细致观察，提示调治体质之法各有宜忌，列举出体质治疗时的用药宜忌、针刺宜忌，并告诫医者在实施治疗过程中应当根据个体对针药的耐受性与反映性，随机应变，确定药物的剂量、选择药物的种类，以及针刺手法的力度、强度与速度等。

三、体质学说研究的前景

近20余年来，中医体质学研究成果显著，专论专著大量问世，使之得到全面整理，很多问题也得以明辨，并有极大发挥与创新。但无论如何，研究中医体质学说都应把握中医特色，以继承为先，当汲取《内经》与古代医家体质理论精髓，探微索隐、理清脉络、还其原貌，再置其于当代背景下，与现代科学相合，将微观与宏观相融，去探索未知世界。

体质学说研究，应着力于解决那些至今尚无答案、尚未达成共识的问题。研究的基本思路当以理论澄清、临床应用与中西医比较为主。

体质学说是一个庞大的生命科学命题，而21世纪正是生命科学的世纪，医学发展趋势及研究方法均发生着巨大变化，医学模式也正从以疾病为中心的群体医学转向以人为中心的个体医学模式。中医体质学的研究顺应了医学前进的趋势，其结果所影响的不仅仅是一个学科，而将给整个中医学术带来质的飞跃。

课后习题训练

一、选择题

（一）A型选择题（单项选择）

1. 体质是指人体的（　　）

A. 身体素质　　　B. 心理素质　　　C. 身心特性　　　D. 遗传特质　　　E. 形态结构

2. 遗传因素维持着个体体质特征的（　）

A. 可变性　　　B. 连续性　　　C. 复杂性　　　D. 普遍性　　　E. 稳定性

3. 体型中最有代表性的差异是（　）

A. 皮肤之厚薄　　　B. 肤色　　　C. 腠理之坚松　　　D. 形体之肥瘦　　　E. 身高

4. 研究体质，实质上就是从什么方面研究藏象（　）

A. 差异性　　　B. 同质性　　　C. 联系性　　　D. 普遍性　　　E. 复杂性

5. 中医体质理论渊源于（　）

A.《伤寒杂病论》　　　　　B.《妇人良方》　　　　　C.《景岳全书》

D.《黄帝内经》　　　　　E.《难经》

6. 病情随体质而发生的转化称为（　）

A. 质势　　　B. 病势　　　C. 从化　　　D. 传变　　　E. 易感性

7. 后天各种因素使体质具有（　）

A. 可变性　　　B. 稳定性　　　C. 全面性　　　D. 普遍性　　　E. 连续性

8. 理想的体质应为（　）

A. 偏阳质　　　B. 偏阴质　　　C. 阴阳平和质　　　D. 肥胖质　　　E. 阳亢质

9. 下列哪项不是老人的体质特点（　）

A. 精气神渐衰　　　　　B. 脏腑功能减退　　　　　C. 代谢旺盛

D. 气血郁滞　　　　　E. 阴阳失调

10. 嗜食辛辣，易形成（　）

A. 阴虚火旺体质　　　　　B. 痰湿体质　　　　　C. 心气虚体质

D. 脾气虚体质　　　　　E. 肝郁体质

11. 具有抑制、偏寒、多静等特征的体质为（　）

A. 阴阳平和质　　　B. 偏阴质　　　C. 偏阳质　　　D. 阴虚质　　　E. 痰火质

12. 某人身体强壮、胖瘦适中，饮食无偏嗜，二便通调，面色红润，性格开朗随和，精力充沛，举动灵活，睡眠良好。属于（　）

A. 偏阳质　　　B. 偏阴质　　　C. 阴阳平和质　　　D. 阳亢质　　　E. 痰湿质

（二）X 型选择题（多项选择）

13. 心理特征的差异性，主要表现为（　）

A. 人格　　　B. 体格　　　C. 体形　　　D. 性格　　　E. 气质

14. 体质特征的多样性主要通过哪些方面的差异性表现（　）

A. 形态结构的差异性　　　　　B. 心理特征的差异性　　　　　C. 父母的血缘远近

D. 生理功能的差异性　　　　　E. 父母的体型

15. 体格反映了人体的（　）

A. 生长发育水平　　　B. 营养状况　　　C. 锻炼程度　　　D. 体姿　　　E. 性征

16. 影响体质的后天因素有（　）

A. 饮食营养　　B. 劳动和运动　　C. 地理环境　　D. 心理因素　　E. 母体因素
17. 偏阳质者具有哪些特点（　　）
　　A. 亢奋　　B. 偏热　　C. 耐热　　D. 多动　　E. 内向
18. 偏阳质的人易发展演化成的病理体质是（　　）
　　A. 阳亢　　B. 阴虚　　C. 痰湿　　D. 痰火　　E. 阳虚
19. 偏阴质的人易发展演化成的病理体质是（　　）
　　A. 阳虚　　B. 阴虚　　C. 阳亢　　D. 痰湿　　E. 水饮

二、填空题

1. 人的正常体质大致可分为_____、_____、_____三种类型。
2. 决定体质特征的重要物质基础是_____、_____、_____、_____。
3. 若感受风寒之邪，阳热体质者则易从_____化_____，而阴寒体质者则易从_____化_____。
4. 体质是人群在生理共性的基础上，不同个体所具有的_____。
5. 偏阴质者对_____、_____之邪的易感性较强。
6. 偏阳质者对_____、_____、_____之邪的易感性较强。
7. 理想体质的标志也反映了_____的标志。

三、名词解释

1. 体质
2. 体格
3. 体型
4. 阴阳平和质
5. 偏阳质
6. 偏阴质

四、是非判断题

1. 后天因素决定着个体体质的相对稳定性和个体体质的特异性。（　　）
2. 阴阳平和质属于正常体质，而偏阴质、偏阳质则属于病理状态。（　　）
3. 脏腑的形态和机能特点是构成并决定体质差异的最根本的因素。（　　）
4. 精气血津液是决定体质特征的重要物质基础，其中气的多少优劣是体质差异的根本。（　　）
5. 人体能否感邪而发病，主要取决于个体的体质状况。（　　）
6. 阴虚之体宜多食温补之品。（　　）
7. 体质偏阳者治宜清热利湿。（　　）
8. 素体津亏血耗者，易致邪从寒化。（　　）
9. 素体阳虚阴盛者，受邪后多从寒化。（　　）

五、简答题

1. 体质具有哪些特点？
2. 体质与脏腑经络及精气血津液有什么关系？
3. 影响体质的因素有哪些？

六、论述题

1. 试述体质学说在中医学中的应用。
2. 试述人体心理特征差异性的形成。

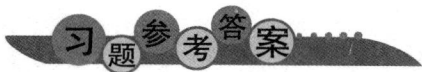

习题参考答案

一、选择题

（一）A 型选择题

1. C　2. E　3. D　4. A　5. D　6. C　7. A　8. C　9. C　10. A　11. B　12. C

（二）X 型选择题

13. ADE　14. ABD　15. ABC　16. ABCD　17. ABD　18. ABD　19. ADE

二、填空题

1. 阴阳平和质，偏阳质，偏阴质
2. 精，气，血，津液
3. 阳，热，阴，寒
4. 生理特殊性
5. 寒，湿
6. 风，暑，热
7. 健康

三、名词解释

1. **体质**：指人类个体在生命过程中，由遗传性获得性因素所决定的，表现在形态结构、生理机能和心理活动方面综合的相对稳定的特性。
2. **体格**：是指反映人体生长发育水平、营养状况和锻炼程度的状态。
3. **体型**：是指身体各部位大小比例的形态特征，又称身体类型。
4. **阴阳平和质**：是功能较为协调的体质类型。
5. **偏阳质**：是指具有亢奋、偏热、多动等特点的体质。

6. 偏阴质：是指具有抑制、偏寒、多静等特点的体质。

四、是非判断题

1. ×　2. ×　3. √　4. ×　5. √　6. ×　7. ×　8. ×　9. √

五、简答题

1. 答：体质的特点有八：先天遗传性、差异多样性、形神一体性、群类趋同性、相对稳定性、动态可变性、连续可测性、后天可调性。

2. 答：①脏腑盛衰偏颇的不同决定体质的差异。脏腑的形态和功能特点是构成并决定体质差异的最根本的因素。在个体先天遗传性与后天环境因素相互作用下，不同个体常表现出某一脏象系统的相对优势或劣势化的倾向。②体质不仅取决于内脏机能活动的强弱，还有赖于各脏腑机能活动的协调，经络正是这种联系沟通以协调脏腑功能的结构基础。体质主要通过外部形态特征表现出来，不同的个体，脏腑精气阴阳的盛衰及经络气血的多少不同，表现于外的形体也就有了差异性。③精气血津液是决定体质特征的重要物质基础。脏腑精气的盛衰，经络气血的多寡，决定着体质的强弱，并影响着体质的类型，故精气血是决定人体生理特点和体质特征的重要物质。

3. 答：影响体质因素主要有：先天禀赋、年龄因素、性别差异、饮食因素、劳逸所伤、情志因素、地理因素、疾病针药及其他因素。

六、论述题

1. 答：体质学说在中医学中的应用：①说明个体对某些病因的易感性、耐受性和发病倾向性。②阐释发病原理：体质反映了正气的盛衰偏颇，体质强壮者，正气旺盛，抗病力强，不易发病；体质偏弱者，正气不足，或调节能力差，抗病力弱，易发病。③解释病理变化：主要解释病机的从化和疾病的传变。④指导辨证：体质决定证候类型，证候特征中包含着体质的特征。⑤指导治疗："因人制宜"的核心应是区别体质而治疗，故治疗时一要区别体质特征而施治，二要根据体质特征注意用药宜忌，三要兼顾体质特征重视善后调理。⑥指导养生：调摄时形神共养，在饮食情志、起居、劳逸、运动等各方面都需兼顾体质特征。

2. 答：心理活动的产生是以人体的形态结构、脏腑机能活动为基础产生的，某种特定的形态结构，总是表现为某种特定的心理倾向，不同脏腑的机能活动，总是表现为某种特定的情感、情绪反应与认知活动。同时，个体的生活经历以及所处的社会文化环境也对心理活动产生明显的影响，从而形成了不同个体心理特征的差异性。

第六章

病 因

学习目的要求

一、掌握中医病因的概念与分类。
二、掌握外感、内伤病因的基本概念和致病特点。
三、熟悉中医探求病因的主要方法。
四、了解中医病因学的沿革。

学习内容指要

第一节 病因学说概论

一、病因与病因学说的概念

病因：是破坏人体相对平衡状态，导致疾病发生的原因。
病因学说：是研究病因的性质、致病特点与致病规律的学说。

二、中医病因学的沿革、中医认识病因的方法

（一）中医病因学的沿革

自秦国名医医和"六气"说，至《内经》病分阴阳两大类，再至《金匮要略》病"不越三条"，终至《三因极一病证方论》创"三因学说"，中医病因学说基本确立。

（二）中医认识病因的方法

中医探究病因的主要方法是"审证求因"，又称"辨证求因"。

三、病因的分类

（一）外感病因

主要有六淫、疠气。

（二）内伤病因

主要有七情内伤、饮食失调、劳逸失度。

（三）病理性病因

主要有痰饮、瘀血等。

（四）其他病因

主要有虫兽、金刃所伤，跌仆努伤、药邪、医过等。

第二节 外感病因

一、六淫

（一）六淫的基本概念

六淫，即风、寒、暑、湿、燥、火（热）六种外感病邪的统称。

（二）六淫致病的共同特点

1. **外感性** 从外感受而发病。
2. **季节性** 与季节气候密切相关。
3. **地域性** 与居处环境密切相关。
4. **相兼性** 可单一或兼夹而致病。
5. **转化性** 一定条件下，病证可相互转化。

（三）六淫各自的性质和致病特征

1. 风邪
以春季为主，凡致病具有善动不居、轻扬开泄等特性的外邪，称为风邪。
风邪的性质和致病特征：
（1）风为阳邪，轻扬开泄，易袭阳位：风邪属阳，轻扬、升发、向上向外。常伤及人体上部，如头面、肌表、阳经与肺脏。

（2）风性善行而数变：风性善动不居，致病病位游移、行无定处；风性变幻无常，发病迅速、传变快。

（3）风性主动：风吹物动，致病病症动摇不定。

（4）风为百病之长：风邪常兼它邪合而伤人，为外邪致病的先导。

2. 寒邪

以冬季为主，凡致病具有寒冷、凝结、收引特性的外邪，称为寒邪。

寒邪的性质和致病特征：

（1）寒为阴邪，易伤阳气：寒邪属阴，伤人阳气，病见寒证，尤以分泌物、排泄物清冷为要。

（2）寒性凝滞：寒性凝结阻滞。寒邪侵入，气血津液凝结、经脉阻滞，疼痛是其致病的重要特征。

（3）寒性收引：寒性收缩牵引。寒邪侵袭，人体气机收敛，腠理、经络、筋脉收缩挛急。

3. 暑邪

凡夏至后至立秋前，致病具有炎热、升散、兼湿特性的外邪，称为暑邪。

暑邪的性质和致病特征：

（1）暑为阳邪，其性炎热：暑邪属阳，为盛夏火热之气所化，伤人多表现一派阳热症状。

（2）暑性升散，扰神伤津耗气：暑性上升，伤人易扰心神或犯头目；暑性发散，可致腠理开泄，多汗伤津，津伤则气耗，症以气阴两亏为特征。

（3）暑多挟湿：暑季炎热且多雨，故暑病多挟湿，伤及胃肠。

4. 湿邪

以长夏为主，凡致病具有重浊、黏滞、趋下特性的外邪，称为湿邪。

湿邪的性质和致病特征：

（1）湿为阴邪，易伤阳气，阻遏气机：湿邪属阴，类水有质，侵人易伤阳气，尤以湿困脾阳、气阻不运居多。

（2）湿性重浊：湿性重着，致病以沉重感为特征；湿性秽浊，为患易现分泌物和排泄物秽浊不清的现象。

（3）湿性黏滞：湿性黏腻、停滞，致病表现气滞排便不爽，或是病程缠绵。

（4）湿性趋下，易袭阴位：湿性下行，多易伤及人体下部。

5. 燥邪

以秋季为主，凡致病具有干燥、收敛等特性的外邪，称为燥邪。

燥邪的性质和致病特征：

（1）燥性干涩，易伤津液：燥性干涩，犯人易伤津液，出现各种干燥、涩滞的症状。

（2）燥易伤肺：燥气通肺，多从口鼻、皮肤而入，损伤肺津，影响肺之宣降，继而大肠失润。

6. 火（热）邪

凡致病具有炎热升腾等特性的外邪，称为火热之邪。

火热之邪的性质和致病特征：

（1）火热为阳邪，其性趋上：火性属阳，伤人则阳气偏亢，发为实热性病证；火性趋上，易侵害人体上部。

（2）火热易扰心神：火热与心相通应，邪入营血，尤易扰乱心神而致神志失常。

（3）火热易伤津耗气：火热侵人，一则迫津外泄，津亏气耗；一则直接消灼煎熬津液，耗伤人体阴气。

（4）火热易生风动血：火热侵犯人体，燔灼肝经，耗劫津液，筋脉失养失润，易引发肝风；火热入于血脉，易迫血妄行，引起各种出血证。

（5）火邪易致疮痈：火邪入于血分，津耗血凝，聚于局部，腐蚀肌肉，发为痈肿疮疡等病。

二、疠气

（一）疠气的基本概念

指一类具有强烈致病性和传染性的外感病邪。可以通过空气传染，也可随饮食、蚊虫叮咬、虫兽咬伤、皮肤接触等途径传染而发病，包括了许多传染病和烈性传染病。

（二）疠气的致病特点

1. 发病急骤，病情危笃

多属热毒之邪，致病比六淫更显发病急骤，来势凶猛、变化多端、病情险恶。

2. 传染性强，易于流行

具有强烈的传染性和流行性，可通过空气、食物等多种途径在人群中传播。

3. 一气一病，症状相似

对机体作用部位具有一定选择性，而且其临床表现也基本相似。每一种疠气所致之疫病，均有各自的临床特点和传变规律。

第三节　内伤病因

一、七情内伤

（一）七情的基本概念

喜、怒、忧、思、悲、恐、惊七种正常的情志活动，是人体对内外环境变化产生的反应。

（二）七情与内脏精气的关系

七情与五脏均有关系，以心与肝为重。

（三）七情内伤的致病特点

一是导致疾病发生或诱发疾病；二是影响病情的发展与转归。

1. 直接伤及内脏

（1）七情致病，可直接损伤相应之脏。

（2）情志所伤，首先影响心神。

（3）七情内伤，既可单一情志伤人，又可两种以上情志交织伤人。

（4）情志内伤，最易损伤心肝脾三脏。

2. 影响脏腑气机

喜则气缓：过度喜乐伤心，致心气涣散不收，重则心气暴脱或神不守舍。

怒则气上：过度愤怒伤肝，致肝气疏泄太过而气机上逆，甚则血随气逆并走于上。

思则气结：过度思虑伤脾，致脾气结滞，运化失职。

悲则气消：过度悲忧伤肺，致肺失宣降及肺气耗伤。

恐则气下：过度恐惧伤肾，致肾气失固，气陷于下。

惊则气乱：猝然受惊伤心肾，致心神不定、气机逆乱、肾气不固。

3. 多发为情志病证

包括：因情志刺激而发的病证；因情志刺激而诱发的病证；其他原因所致但具有情志异常表现的病证。

（四）七情变化影响病情

或有利于疾病康复，或是加重病情。

二、饮食失宜

可分为两类：一是摄食行为乖戾，有失常度；二是所食之物不洁或不当。饮食失宜，主要是损伤脾胃。

（一）饮食不节

1. 过饥

摄食不足，或因脾胃功能虚弱而纳少。长期摄食不足，易致正气虚弱，继发其他疾病。

2. 过饱

饮食超量，或暴饮暴食，或中气虚弱而强食，以致脾胃难于消化转输，造成"积食"内停。

（二）饮食不洁

进食不洁净食物而导致疾病的发生，其病变以胃肠病为主。

（三）饮食偏嗜

特别喜好某种性味的食物或专食某些食物而导致某些疾病的发生。

1. 寒热偏嗜

偏食生冷寒凉，易耗伤脾胃阳气；偏嗜辛温燥热饮食，可使肠胃积热，或酿成痔疮等；嗜酒成癖，久易聚湿、生痰、化热而致病，甚至变生癥积。

2. 五味偏嗜

长期嗜好某种性味的食物，会导致该脏的脏气偏盛，功能活动失调而发生多种病变。

3. 食类偏嗜

专食某种或某类食品，或厌恶某类食物而不食，或膳食中缺乏某些食物等，久之也可成为导致某些疾病发生的原因。

三、劳逸失当

（一）过劳

即过度劳累，也称劳倦所伤。

1. 劳力过度（形劳）

较长时间的过度用力，劳伤形体而积劳成疾，或者是病后体虚，勉强劳作而致病。过度劳力易耗气，主要影响肺和脾两脏，也易伤筋骨。

2. 劳神过度（心劳）

长期用脑过度，思虑劳神而积劳成疾。其病机为用神过度耗伤心血，损伤脾气，以致心神失养。

3. 房劳过度（肾劳）

房事太过，或手淫恶习，或妇女早孕多育等，耗伤肾精、肾气而致病。房劳过度也是导致早衰的重要原因。

（二）过逸

即过度安逸。包括体力过逸和脑力过逸等。

第四节　病理产物病因

痰饮、瘀血等是疾病过程中所形成的病理产物。这些病理产物形成之后，又能作用于人体，干扰机体的正常功能，可加重病理变化，或引起新的病变发生。因其通常是继发于其他病理过程而产生的致病因素，故称"继发性病因"，或称"内生有形实邪"。

一、痰饮

是人体水液代谢障碍所形成的病理产物。一般以较稠浊的称为痰，清稀的称为饮。中医将痰分有形与无形两类。

（一）痰饮的形成

多由外感六淫，或七情内伤，或饮食不节等因素，导致脏腑功能失调，气化不利，水液代谢障碍，水液停聚而成。痰饮的形成，多与肺、脾、肾、肝及三焦的功能失常密切相关。

（二）痰饮致病的病机

1. 阻滞气血运行
痰饮为有形之邪，可随气流行，或停滞于经脉，或留滞于脏腑，阻滞气机，妨碍血行。

2. 影响水液代谢
痰饮形成后，可影响肺、脾、肾等脏腑的功能活动，加重水液代谢障碍。

3. 易于蒙蔽心神
痰浊随气上逆，易蒙蔽清窍，扰乱心神，导致神昏谵妄，或引起癫、狂、痫等疾病。

4. 致病广泛，变幻多端
痰饮随气流行，内而五脏六腑，外而四肢百骸、肌肤腠理，可停滞而致多种疾病。

二、瘀血

是体内血液停积而形成的病理产物，属于病因学概念。包括体内瘀积的离经之血，以及因血液运行不畅，停滞于经脉或脏腑组织内的血液。

（一）瘀血的形成

1. 血出致瘀
各种外伤，致使脉管破损而出血，成为离经之血；或其他原因，如脾不统血、肝不藏血而致出血，以及妇女经行不畅、流产等，所出之血未能排出体外或及时消散，留积于体内则成瘀血。

2. 气滞致瘀
若情志郁结，气机不畅，或痰饮等积滞体内，阻遏脉络，都会造成血液运行不畅，进而导致血液在体内某些部位瘀积不行，形成瘀血。

3. 因虚致瘀
气虚则运血无力，阳虚则脉道失于温通而滞涩，阴虚则脉道失于柔润而僵化，津液亏虚无以充血则血脉不利，均可导致血液在体内某些部位停积而成瘀血。

4. 血寒致瘀
外感寒邪，或阴寒内盛，血脉挛缩，则血液凝涩而运行不畅，导致血液在体内某些部位瘀积不散，形成瘀血。

5. 血热致瘀
外感火热邪气，或体内阳盛化火，血热互结，煎灼血中津液，使血液黏稠而运行不畅；或热灼脉络，迫血妄行导致内出血，以致血液壅滞于体内某些部位而成瘀血。

（二）瘀血致病的病机

1. 易于阻滞气机

瘀血影响和加重气机郁滞，可引起局部或全身血液运行不畅，导致血瘀气滞、气滞血瘀的恶性循环。

2. 影响血脉运行

瘀血瘀滞于脉内，或留积于脉外，均可影响心、肝、脉等脏腑的功能，导致局部或全身的血液运行失常。

3. 影响新血生成

瘀血阻滞体内，日久不散，严重影响气血运行，脏腑失于濡养，功能失常，势必影响新血的生成。

4. 病位固定，病证繁多

瘀血停滞于脏腑组织，难于及时消散，病位相对固定，产生局部刺痛、固定不移、癥积肿块等症。

（三）瘀血病症的特征

以疼痛、肿块、出血、色紫暗、脉涩或结代等为特点。

重点难点指要

一、重点

（一）三因学说

宋·陈无择在前人对病因分类的基础上创立了"三因学说"，其《三因极一病证方论》指出：六淫邪气侵犯为外所因；七情所伤为内所因；饮食劳倦、跌仆金刃及虫兽所伤等为不内外因，进一步明确了不同的病因有不同的侵袭和传变途径。这种将致病因素与发病途径结合起来进行分类的方法，使中医学病因理论更趋完善，对后世影响很大。

目前，中医对病因依据病邪的来源和致病特点分类，基本未脱离陈无择构建的"三因学说"框架。

（二）六淫

六淫，即风、寒、暑、湿、燥、火（热）六种外感病邪的统称。在正常情况下，风、寒、暑、湿、燥、火是自然界六种不同的气候变化，是万物生长化收藏和人类赖以生存的必要条件，称为"六气"，但在自然界气候异常变化，超过了人体的适应能力，或人体的正气不足，抵抗力下降，不能适应气候变化而发病时，六气则成为病因。此时，伤人致病的六气便称之为"六淫"。由于六淫是致病邪气，所以又称其为"六邪"。

（三）七情内伤

七情本属人的情绪情感变化，是伴随着生命活动的需要而产生的对外界客观事物的反映。当刺激强度与时间超越了人的心理承受能力和调节能力时，就会造成人体的损害，此时的七情就成为致病的内伤性致病因素。

要注意以下几个问题：

1. 虽然七情过激伤害五脏有针对性的选择，但这种选择不是绝对的，实际上并非一种情志只能损伤相应的一个脏腑。

2. 情志刺激伤害于人，既可引起精神的病变，又可由精神的病变进而影响到形体，神伤可致形伤，反之形伤也可致神伤。

3. 中医强调"人以五脏为本"，而精神刺激恰恰直接伤害的是人体五脏，严重程度非六淫伤人可比。

4. 精神刺激首要选择的是心，先伤害了心神，再通过心神的失常波及其他脏，随之影响脏腑气机。

（四）审证求因

疾病的发生是内外因素作用下机体健康被破坏的结果。临床没有无病因的病证，病证反映了病因自身的性质和致病特点，是其外在的表现和征象。由于历史条件所限，更基于"司外揣内"的理论，中医认识病因，不是利用仪器和化验作为手段，而是注重观察病因产生的客观条件，借用"取象比类"方法，以病证的临床表现为基础，并通过望闻问切四诊收集、分析疾病症状、体征来推断病因，这叫"审证求因"或"辨证求因"。

"审证求因"是中医认识病因的独特方法，也是辨证论治思想在探求病因过程中的具体运用。

二、难点

（一）关于火邪

中医对火邪的认识素有争议，与风寒暑湿燥有别的是，火邪不属于某个季节。既然火邪没有明显的季节气候限制，那它又是如何产生的呢？

一般来说火有外火与内火之分，推究其来源，大概有以下致病途径：外火之生，或是人体直接感受温热邪气，或是其他五邪在一定条件转化而来，即"五气化火"；内火之生，或由人体内脏功能紊乱、阴阳气血失调、阳气亢盛，或由情志过极、久郁化火而致，即"五志化火"。本节将火邪置于六淫之一讨论，自当以外火为要。

火与温、热既有区别又有联系。就邪气言：三者皆属阳邪，温能化热，热能生火，故温热、火热常混称，同属一气。就程度言：温为热之微（轻），热为温之甚（中），火为热之极（重）。

（二）有形之痰与无形之痰的区别

痰的概念有有形与无形之别。

有形之痰既有形质可见，又有声音可闻，是人们通常所理解的痰，其引发的病变相对容易辨识，多指肺及呼吸道的分泌物，或随咳嗽而出，或停聚于喉间呼噜作响，或呕恶黏液而出。有形之痰又被称为"狭义之痰"。

无形之痰却没有形质可见，是凭借中医"审证求因"方法，根据某些特定的临床病象来辨识的，如眩晕、昏冒、癫狂、呕恶、瘰疬、痰核、肢麻、半身不遂、阴疽、流注等。其病机是由于人体水液代谢障碍，停留积聚，蕴结成痰，并随气而行，无处不到，引起种种复杂的病证。无形之痰致病具有广泛性与多变性，故又被称为"广义之痰"。

古今研究指要

一、燥邪阴阳属性的探讨

六淫之中，风暑火属阳，寒湿属阴，非常明确。唯独燥邪的阴阳属性，历代医家素有争议，或以其为阴邪，或以其为阳邪。

认为燥邪属阴的理由：六淫之邪的产生是以时令节气为背景的，故其属性也当与所处时令节气的阴阳相一致。燥为秋天的主气，此时阴长阳消，暑热退却，天气转凉，秋风敛肃，冬寒将至，故燥性属阴是显然的。在《内经》中就有燥邪属阴的依据，《素问·五运行大论》曰："西方生燥，燥生金""其性凉"。清代名医喻嘉言《医门法律》，专立"伤燥门·秋燥论"，对燥气与燥邪有着大量精辟论述，处处以燥为阴邪立论。

认为燥邪属阳的理由：燥邪虽然产生于秋季，但其性干涩，缺乏水分滋润，犯人则耗伤津液，出现各种干燥症。在六淫中能耗伤津液的还有暑邪和火邪，燥与这两个阳热之邪致病相同，自然也当属阳邪。另外，夏末秋初，每每久晴无雨，燥与热合，发为温燥，也是燥性属阳的论据。

综合上述两种观点：总体而言燥为阴邪，但在某些方面又具有阳邪的特性。

二、中医病因学说的研究与发展

（一）古代研究

1. 病因分类

春秋时期，秦国名医医和就提出了阴、阳、风、雨、晦、明"六气致病"说，被视为病因理论的创始。《内经》依据致病特点分病因为阴阳两大类：将风雨寒暑所伤，邪从外入归于阳；将饮食、居处、情志所伤，病从内生归为阴。张仲景在《金匮要略》中，把病因分为内所因、外皮肤所中及房室、金刃、虫兽等意外所伤三类。

宋以后，中医对病因的研究更趋成熟，陈无择《三因极一病证方论》就是代表性著作，其"三因致病"就不同的病因进行了全面分类，对前人积累的病因学内容重新作了高度概括，将复杂的病因分为内因、外因和不内外因，认为"医事之要，无出三因"，并结合病证详细论述。"三因致病"学说是对中医病因学理论的系统总结，具有很高的学术价值。

宋金之际，由人体正气虚损所致的内伤杂病成为医家研究的新课题，"内伤"病因说逐步完善，如张元素提倡以脏腑经络辨证来论治各种杂病；李东垣则提出"内伤脾胃，百病由生"；朱丹溪更以善治内伤杂病而著称，将内伤诸病与人的生长壮老规律和摄生方法等相联系。"内伤"病因学影响深远，为中医学的发展与转型开辟了新方向，也促使了明代温补学派培肾固本等理论的形成。

明代吴又可《瘟疫论》首创瘟疫病因戾气学说，突破了"百病皆生于六气"的传统认识，是对外感病因学极大地丰富，也为清代温病学派的形成创造了条件。

2. 痰饮、瘀血

（1）痰饮研究

《内经》无"痰"字，只有"饮"的记载。"痰饮"病名首创于《金匮要略》，其书立专篇归纳了其病脉证治，为后世痰饮学说的发展奠定了基础。《诸病源候论》对痰饮的认识大有深化，罗列痰病诸候，揭示痰生百病，阐发痰病病机。金元时期，刘完素注重火热生痰；张从正注重探析留饮的形成；朱丹溪论痰尤为详尽、尤有见地，提出"百病中多有兼痰者"的观点，并探讨了痰与气、痰夹瘀血、痰与肿块的关系，对中医痰饮学说做出了创造性的贡献。另外，从张仲景至唐宋医家，皆对痰饮的治法、用药、处方，给后人留下了宝贵的经验。明清时期，中医痰饮学说更为完善，研究的重心在探讨痰饮病机、痰饮与脏腑的关系以及痰饮的辨治等方面。

（2）瘀血研究

《内经》中有凝血、恶血、著血、留血、衃血等记载，是对瘀血的最早论述。张仲景秉承《内经》，于《伤寒杂病论》创"瘀血""干血""蓄血"的新概念。《诸病源候论》论述妇人瘀血诸证甚详。清·王清任《医林改错》对瘀血理论最有贡献，丰富并发展了治瘀之法，创制了众多的活血化瘀治方，并将瘀血与肿瘤相关的理论发挥到尽致；唐容川《血证论》设专篇论瘀血，描述其辨别要点，并认为瘀血部位不同则证候、治法各异。

上述有关痰饮、瘀血的认识，就是当今"继发性病因"产生的基础。

（二）现代研究

现代学者主张从气象因素、生物性致病因子和机体反应性三个层次来研究六淫邪气；从微生物学、传染病学的角度来研究疠气的性质、致病特点；认为精神情志发病的主体，是人体自身心理气质的偏颇、五脏禀赋素质及五脏即时的机能状况；认为痰与物质代谢密切相关，血中总胆固醇、三酰甘油、低密度和极低密度脂蛋白升高、血糖升高、血尿酸增多、血液聚集性和黏滞性升高等，其本质均为痰证；认为各种致病因子所造成的全身或局部组织器官缺血、缺氧、血液循环障碍以及血液流变性和黏滞性异常而导致各组织器官水肿、炎症渗出、血栓形成、组织变性、结缔组织增生等一系列病理变化，都可以概括在瘀血证的病理实质中。

课后习题训练

一、选择题

（一）A 型选择题（单项选择）

1. 中医学探求病因的主要方法是（　）
   A. 辨证求因　　B. 整体观念　　C. 辨证论治　　D. 审察内外　　E. 四诊合参

2. 首先阐发疠气理论的著作是（　）
   A.《伤寒论》　B.《内经》　C.《温疫论》　D.《温病条辨》　E.《难经》

3. 常为外感病之先导的邪气是（　）
   A. 寒邪　　　　B. 热邪　　　　C. 风邪　　　　D. 疠气　　　　E. 湿邪

4. 六淫致病，最容易引起疼痛的邪气是（　）
   A. 热邪　　　　B. 寒邪　　　　C. 火邪　　　　D. 湿邪　　　　E. 燥邪

5. 下列哪一项是湿邪的性质（　）
   A. 其性黏膜　B. 其性开泄　C. 其性凝滞　D. 其性收引　E. 其性升散

6. 六淫中具有升散上冲特性的是（　）
   A. 风暑火　　B. 风寒燥　　C. 风燥暑　　D. 暑燥热　　E. 风寒湿

7. 湿邪最易伤及哪一脏（　）
   A. 心　　　　B. 肾　　　　C. 肺　　　　D. 脾　　　　E. 肺

8. 六淫致病后易扰乱神明的是（　）
   A. 风邪　　　B. 寒邪　　　C. 火热之邪　　D. 湿邪　　　E. 燥邪

9. 下列哪一项是火、燥、暑邪的共同致病的特点？（　）
   A. 上炎　　B. 耗气　　C. 伤津　　D. 动血　　E. 生风

10. 下列症状属于湿性下趋的是（　）
    A. 妇女带下　B. 小便清长　C. 汗出恶风　D. 大便秘结　E. 恶寒发热

11. 病势缠绵，反复发作的病邪是（　）
    A. 湿邪　　　B. 寒邪　　　C. 暑邪　　　D. 燥邪　　　E. 火邪

12. 七情致病易导致气缓的是（　）
    A. 怒　　　B. 悲　　　C. 思　　　D. 喜　　　E. 忧

13. 喜伤（　）
    A. 心　　B. 肝　　C. 脾　　D. 肺　　E. 肾

14. 思虑过度所致的气机失调是（　）
    A. 气上　　B. 气结　　C. 气乱　　D. 气消　　E. 气陷

15. 易导致心气紊乱、心无所依的情志是（　）
    A. 过恐　　B. 悲哀　　C. 受惊　　D. 过喜　　E. 过悲

16. 下列除哪项外，都可能是由痰引起（　　）
　　　A. 恶心呕吐　　　B. 神昏癫狂　　　C. 肢体麻木　　　D. 恶寒发热　　　E. 脉滑
17. 下列不属于水湿痰饮致病特点的是（　　）
　　　A. 致病广泛　变化多端　　　　B. 病势缠绵　病程较长　　　　C. 伤津耗气
　　　D. 舌苔滑腻　　　　　　　　　E. 阻滞气血运行
18. 肌肤甲错为何证的临床表现（　　）
　　　A. 痰　　　　B. 饮　　　　C. 水　　　　D. 瘀血　　　　E. 疫疠
19. 瘀血最常见的脉象为下列中的哪一项？（　　）
　　　A. 脉弦　　　B. 脉滑　　　C. 脉细　　　D. 脉涩　　　E. 脉沉
20. 既是病理产物，又是致病因素的邪气是（　　）
　　　A. 饮食　　　B. 七情　　　C. 瘀血　　　D. 疫疠　　　E. 六淫

（二）B 型选择题（单项选择）

　　　A. 风　　　　B. 寒　　　　C. 暑　　　　D. 湿　　　　E. 火
21. 善行数变，主动的病邪是（　　）
22. 主凝滞的病邪是（　　）
23. 易致肿疡的病邪是（　　）

　　　A. 喜　　　　B. 怒　　　　C. 悲　　　　D. 思　　　　E. 恐
24. 最易伤肝的七情病因是（　　）
25. 最易伤肾的七情病因是（　　）
26. 最易导致脾气郁结，而出现纳呆、脘腹胀满、便溏等症状的病因是（　　）

　　　A. 风邪　　　B. 寒邪　　　C. 暑邪　　　D. 湿邪　　　E. 燥邪
27. 最易损伤阳气，阻遏气机，可见周身困重、四肢倦怠的是（　　）
28. 具有重浊、黏滞、趋下特性的是（　　）
29. 只有外感，没有内生的邪气是（　　）

　　　A. 风邪　　　B. 疠气　　　C. 痰饮　　　D. 瘀血　　　E. 结石
30. 发病急骤，病情危重的病邪是（　　）
31. 症状相似，传染性强的病邪是（　　）
32. 发病与气候因素、社会因素最密切相关的病邪是（　　）

　　　A. 风邪　　　B. 寒邪　　　C. 暑邪　　　D. 湿邪　　　E. 燥邪
33. 主收引的病邪是（　　）
34. 其邪为病，排泄物和分泌物等具有秽浊不清特点的是（　　）
35. 最易伤津，损伤肺脏的是（　　）

（三）D 型选择题（双项选择）

36. 湿邪为患，见小便短涩、大便不爽是什么原因？（ ）（ ）
    A. 湿为阴邪　　B. 湿阻气机　　C. 湿性重浊　　D. 湿性黏滞　　E. 湿性趋下

37. 能致"伤津耗气"的病邪有哪些？（ ）（ ）
    A. 风　　　B. 暑　　　C. 燥　　　D. 火　　　E. 湿

38. 以下哪些既是病理产物又是致病因素？（ ）（ ）
    A. 六淫　　B. 疫疠　　C. 七情内伤　　D. 痰饮　　E. 瘀血

39. 蛔虫病临床多见（ ）（ ）
    A. 上腹疼痛　　B. 肛门奇痒　　C. 脐周疼痛　　D. 寐时磨牙　　E. 食欲亢进

（四）X 型选择题（多项选择）

40. 六气在什么条件下可以转变为致病因素的"六淫"？（ ）
    A. 六气太过　B. 六气不及　C. 气候反常　D. 正气不足　E. 机体适应能力下降

41. 风邪的致病特点有哪些？（ ）
    A. 风为阳邪　B. 其性开泄　C. 易袭阳位　D. 善行数变　E. 外邪致病的先导

42. 下列哪些是风邪夹杂其它邪气产生疾病？（ ）
    A. 风寒　　B. 风湿　　C. 湿热　　D. 凉燥　　E. 风燥

43. 下列哪些是寒邪的性质和致病特点？（ ）
    A. 寒为阴邪　阻遏气机　　　B. 寒为阴邪　易伤阳气　　　C. 寒性凝滞
    D. 寒性重浊　　　　　　　　E. 寒性收引

44. 指出暑邪的性质和致病的特点。（ ）
    A. 暑为阳邪　其性开泄　　　B. 暑为阳邪，其性炎热　　　C. 暑性升散
    D. 耗气伤津　　　　　　　　E. 暑多夹湿

45. 哪些是湿邪的性质和致病特点？（ ）
    A. 为阳邪　易伤阳气　　　　B. 为阴邪　易阻气机　　　　C. 重浊
    D. 湿性凝滞　　　　　　　　E. 湿性趋下

46. 六淫邪气中哪些为阳邪？（ ）
    A. 风　　　B. 寒　　　C. 暑　　　D. 湿　　　E. 火

47. 形成瘀血的常见原因有（ ）
    A. 气虚　　B. 血寒　　C. 气滞　　D. 血热　　E. 痰浊

48. 指出火邪的性质和致病特点。（ ）
    A. 火为阳邪　其性趋上　　　B. 火易耗气伤津　　　C. 易生风动血
    D. 易致肿疡　　　　　　　　E. 易扰心神

49. 疫疠发病与哪些因素有关？（ ）
    A. 气候反常　　　　　　　　B. 环境污染　　　C. 饮食不卫生
    D. 没有及时预防隔离　　　　E. 社会因素

50. 七情致病最易影响哪些脏的功能？（　　）
    A. 心　　　　B. 肺　　　　C. 脾　　　　D. 肝　　　　E. 胃
51. 七情致病的特点有哪些？（　　）
    A. 直接伤及内脏　　　　B. 发病急骤　　　　C. 影响脏腑气机
    D. 症状相似　　　　E. 情志异常，可使病情加重
52. 饮食在什么情况下会成为致病因素？（　　）
    A. 过饥　　B. 过饱　　C. 饮食不洁　　D. 偏嗜肥甘　　E. 爱食辛温之品
53. 下列哪些原因可以导致半身不遂的偏瘫证？（　　）
    A. 痰浊流于经络　　　　B. 痰浊流窜肌肉筋骨　　　　C. 瘀血阻于肢体末端
    D. 瘀血阻塞经络　　　　E. 肝气上冲，血随气逆
54. 与痰饮形成有关的脏腑是（　　）
    A. 肝　　　　B. 脾　　　　C. 肺　　　　D. 肾　　　　E. 三焦
55. 瘀血致病特点表现在下列哪些方面（　　）
    A. 疼痛　　　　B. 出血　　　　C. 肿块　　　　D. 头重　　　　E. 舌黯
56. 下列哪些症状与湿邪有关（　　）
    A. 大便排泄不爽　　B. 分泌物秽浊　　C. 苔腻　　D. 水肿　　E. 疼痛

二、填空题

1. 宋代医家_____把病因分为三类，明确提出了"三因学说"。
2. 寒邪伤于肌表，郁遏卫气，叫做"_____"，寒邪直中于里，伤及脏腑阳气，叫做"_____"。
3. 燥邪与温热邪气结合侵犯人体致病，多成_____病；燥邪与寒邪结合侵犯人体致病，多成_____病。
4. 火热邪气可进入血脉，扰乱_____，可见神志不安。
5. 痰饮阻滞经脉，可影响_____的正常运行和_____的生理功能。
6. _____邪多夹湿，_____邪易生风动血。
7. 七情致病影响脏腑气机，其中悲则_____，惊则_____，恐则_____。
8. 痰可分为_____和_____两类。
9. 湿邪性质中"黏滞"的特点主要表现在：一是_____，二是_____。
10. 水湿痰饮，就其形质而言，_____为痰，_____为饮。

三、名词解释

1. 病因学说
2. 病因
3. 辨证求因
4. 六淫
5. 疫疠

6. 痰饮

7. 有形之痰

8. 无形之痰

9. 瘀血

四、是非判断题

1. 破坏人体生理平衡状态，引起疾病发生的原因叫做病因学说。（　）

2. 六淫是指风、寒、暑、湿、燥、火等六气发生太过与不及。（　）

3. "百病多由痰作祟"是指痰致病广泛。（　）

4. 风邪引起的病多在春季发生，其他季节没有。（　）

5. 疠气就是具有强烈传染性的致病邪气。（　）

6. 疫疬常通过皮肤侵入体内。（　）

7. 若外来精神刺激突然强烈，则必然导致人体发生疾病。（　）

8. 血瘀可以导致瘀血。（　）

9. 风疹、荨麻疹，疹发无定处，此起彼伏，时有时无，反映了风邪易袭阳位的性质。（　）

10. 暑邪为病，轻者为中暑，重者为伤暑。（　）

五、问答题

1. 试述六淫致病的一般特点。

2. 试述七情内伤的含义及致病特点。

3. 燥邪为什么易伤肺？

4. 试比较暑、温、火、热邪气的异同点。

5. 痰饮是怎样形成的？

六、论述题

1. 试述中医病因学的特点。

2. 试述湿邪的性质和致病特点。

3. 七情是怎样影响脏腑气机的？

4. 试述瘀血的形成原因。

5. 试述瘀血病症的临床特征。

七、案例分析

1. 郝某，36 岁。初诊：1985.8.29

症状：患者 4 年前冬季发病，周身关节酸痛，尤以四肢小关节疼痛为甚，近一年来渐至手足骨节肿大变形，活动受限，伴形寒肢冷、头昏目眩、耳鸣腰膝酸软、小腹冷痛，二便自调。经某医院查类风湿因子阳性，血沉 30MM/第 1 小时，抗链 "o" 阴性，诊为类风湿关节炎。诊查：舌淡两侧紫暗，苔薄白，脉沉缓。

请回答：

（1）病人感受的是何种外邪？

（2）其病症符合该邪气的哪项致病特点？

2. 蓝某，15 岁。

症状：头目胀痛、昏重、如裹如蒙、周身痛难转侧、气喘脘结、胸膈痞痛、恶寒自汗、渴不欲饮、小溲短少、大便溏泻。脉濡数，舌灰白厚腻。

请回答：

（1）病人感受的是何种外邪？

（2）其病症符合该邪气的哪项致病特点，伤害了何脏功能？

3. 霞某，男，9 岁。初诊 1985.1.6

症状：患儿自 3 岁起即患哮吼喘咳，6 年来发病频繁，尤其每至冬季必大发作，几不间断。病发时张口抬肩、痰鸣如拽锯、不能仰卧、大汗淋漓，面唇暗紫、饮食俱废、痛苦莫名。每月因急性发作而进医院抢救 2～3 次，缓解时犹喘促气阻、喉中痰鸣如笛、呼吸困难、胸腹翕张、气短声微、稍动则胸闷憋气、汗出涔涔。平素易患感冒，常发寒热，以致形废体弱，影响发育，常因病缀学。诊查：脉细，舌暗，苔薄白。

请回答：

（1）何种病因使病人发生哮吼喘咳？

（2）此病因作用于何脏，致使其什么功能失常？

4. 邢某，男，19 岁。

症状：昔日性情粗暴，极易发怒。在高小读书时用脑过度，入中学后，功课愈繁，急躁易怒更甚，与同学不和，时感头昏、后头痛，一年前曾在北大医院治疗月余已见好。最近 2 个月以来，后头痛又作，曾去协和医院经深刻检查未明确诊断。现症为晚间睡前后头痛最甚、急躁忧虑、情绪不佳、容易发怒、头发脱落，无法学习，稍一用脑即头痛不适，睡眠多梦，饮食二便尚好。舌苔黄，脉象弦疾。

请回答：

（1）该病由何种情志过激所致？

（2）这种情志过激影响到哪一脏的功能，发生怎样的气机失调？

习题参考答案

一、选择题

（一）A 型选择题（单项选择）

1. A 2. C 3. C 4. B 5. A 6. A 7. D 8. C 9. C 10. A 11. A 12. D 13. A 14. B 15. C 16. D 17. C 18. D 19. D 20. C

（二）B 型选择题（单项选择）

21. A　22. B　23. E　24. B　25. E　26. D　27. D　28. D　29. C　30. B　31. B　32. B
33. B　34. D　35. E

（三）D 型选择题（双项选择）

36. BD　37. BD　38. DE　39. AD

（四）X 型选择题（多项选择）

40. ABCDE　41. ABCDE　42. ABE　43. BCE　44. BCDE　45. BCE　46. ACE
47. ABCD　48. ABCDE　49. ABCDE　50. ACD　51. ACE　52. ABCDE　53. ADE
54. ABCDE　55. ABCE　56. ABCD

二、填空题

1. 陈无择　2. 伤寒，中寒　3. 温燥，凉燥　4. 心神　5. 气血，经络　6. 暑，火热
7. 气消，气乱，气下　8. 有形之痰，无形之痰　9. 症状黏滞不爽，病程缠绵难愈　10. 稠浊者，清稀者

三、名词解释

1. 病因学说：是研究病因的性质、致病特点与致病规律的学说。

2. 病因：指破坏人体生理平衡状态，引起疾病发生的原因。

3. 辨证求因：又叫"审证求因"，系根据疾病所反映的临床表现，通过综合分析其症状、体征，推求病因的方法。

4. 六淫：即风、寒、暑、湿、燥、火六种外感病邪的统称。

5. 疫疠：指一类具有强烈致病性和传染性的外感病邪。

6. 痰饮：痰饮是人体水液代谢障碍形成的病理产物。较稠浊的称为痰，较清稀的称为饮，合称痰饮。

7. 有形之痰：是指视之可见，闻之有声的痰液，或触之有形的痰核。

8. 无形之痰：是指只见其征象，不见其形质的痰病，如眩晕、癫狂等。

9. 瘀血：凡是离经的血积存在体内，或血液运行不畅，阻滞于经脉、脏腑内的血液，都是瘀血。

四、是非判断题

1. ×　2. ×　3. √　4. ×　5. ×　6. ×　7. ×　8. √　9. ×　10. ×

五、问答题

1. 答：外感性：六淫致病都是人体从外感受而发病；季节性：六淫之邪的形成与季节

气候密切相关；地域性：六淫之邪的形成与居处环境密切相关；相兼性：六淫之邪可单一或兼夹而致病。

2. 答：七情内伤是指可以引发内脏疾病或加重病情的异常精神情绪因素。因其是造成内伤病的主要因素之一，故又称"内伤七情"。致病特点有：与精神刺激有关；直接伤及内脏；影响脏腑气机；情志波动，可影响病情变化及预后。

3. 答：肺为五脏六腑之华盖，性喜清肃濡润恶燥，称为娇脏。肺主气而司呼吸，与外界大气相通，又外合皮毛开窍于鼻，燥邪伤人，多从口鼻而入，故最易损伤肺津，影响肺的宣发肃降功能，从而出现干咳少痰，或痰液胶粘难咯，或痰中带血等。

4. 答：相同点：均为阳热之性。不同点：暑、温、热、火均属邪气，而火又属正气之一；暑、温、热属外感，火热常由内生；温、热、火四季皆有，暑邪独见于夏季。

5. 答：痰饮多由外感六淫，或饮食、七情不当所致，使肺、脾、肾及三焦等脏腑气化功能失常，水液代谢障碍，以致津液停滞而成痰饮。痰饮形成后，饮多留积于肠胃、胸胁、及肌肤，而痰随气机升降流行，内而脏腑，外至筋骨皮肉，无处不到，既可因病生痰，又可因痰生病。

六、论述题

1. 答：中医病因学有两个基本特点，一是整体观念，二是辨证求因。整体观念是指病医学在天人相应统一整体观指导下，不是单纯的直接观察病因，而是把致病因素与机体的反应性结合起来，来研究疾病发生、发展规律。所谓的病因，不是最原始导致人体发病的生物、物理、化学原因，而是这种原因及作用于机体后，机体的反应性等因素的综合概括。辨证求因是说病因学是根据症状和体征来建立病因概念，这是中医学确认病因的特殊标准。一切疾病的发生，都是某种致病因素影响和作用于机体的结果。由于病因的性质和致病特点不同，以及机体对致病因素的反应各异，所以表现出来的症状和体征也不尽相同。因此，根据疾病反映出来的临床表现，通过分析疾病的症状、体征来推求病因，就可以为临床治疗提供理论依据。从分析疾病的症状和体征来推求病因的方法，称之为"辨证求因"、"审证求因"，这也是中医学特有的认识病因的方法。

2. 答：①湿为阴邪，易阻气机、损伤阳气：湿为阴邪是说湿性类水，水属阴，故湿为阴邪，湿邪侵及人体，留滞于脏腑经络，最易阻滞气机，从而使气机升降失常，如湿阻胸膈，气机不畅则胸闷；湿困脾胃，脾胃纳运升降失常则腹胀。损伤阳气是指湿为阴邪，阴盛则阳病，故湿邪为害，易伤阳气，使脾阳不振，运化无权，水湿停聚，发为泄泻、水肿、小便短少等症。②湿性重浊：所谓"重"，即沉重、重着之意，故湿邪致病，其临床症状有沉重的特性。如头重身困，四肢酸楚沉重等。湿邪外袭肌表，湿浊困遏，清阳不能上升，则头昏沉重状如裹束；湿滞经络关节，阳气布达受阻，可见肌肤不仁，关节疼痛重着。所谓"浊"，即秽浊垢腻之意，故湿邪为患，易于出现排泄物和分泌物秽浊不清。如：湿浊在上则面垢，眦多；湿滞大肠，则大便溏泻，下痢脓血黏液；湿气下注，则小便混浊等。③湿性黏滞："黏"，即黏腻；"滞"即停滞。所谓黏是指湿邪致病具有黏腻停滞的特性。这种特性主要表现在两个方面：一是症状的黏滞性，即湿病症状多黏滞而不爽，如大便黏滞不爽，小便涩滞不畅，分泌物黏浊和苔黏腻等；二是病程的缠绵性，病程较长，反复发作，如湿痹、湿疹等病。④湿性趋下：水性就下，湿类于水，其质重浊，故湿邪有趋下之势，易于伤及人体下部。其病多见下部症状，如水肿多以下肢较为明显。其他如带下、小便浑浊、泄泻、下痢等亦多由湿邪下注所致。

3. 答：七情致病主要使脏腑气机失常，气血运行紊乱。怒则气上：凡遇事愤懑或事不遂意而产生一时性的激怒，一般不会致病。但如暴怒，则反伤肝，使肝气疏泄太过而上逆为病。肝气上逆，血随气升，可见头晕头痛、面赤耳鸣，甚至呕血或昏厥。喜则气缓：包括缓和紧张情绪和心气涣散两个方面。在正常情况下，喜能缓和紧张情绪，使心情舒畅，气血和缓，表现为健康的状态。但是，喜乐无极，超过正常限度，就可导致心的病变。暴喜伤心，使心气涣散，神不守舍，出现乏力、懈怠、注意力不集中，乃至心悸、失神，甚则狂乱等。悲则气消：悲是伤感而哀痛的一种情志表现。悲哀太过，易耗伤肺气，使气弱消减，意志消沉，可见气短、胸闷、精神萎靡不振，乏力懒惰等。思则气结：思考、思虑本是人的生理活动，若思虑太过，则可导致气结于中，脾气郁结，中焦气滞，水谷不化，而见胃纳呆滞，脘腹痞塞，腹胀便溏。恐则气下：恐是一种胆怯、惧怕的心理作用。长期恐惧或突然意外惊恐，皆能导致肾气受损，使肾气不固，气陷于下，可见二便失禁，精遗骨痿等症。惊则气乱：气乱是指心气紊乱。心主血、藏神，大惊则心气紊乱，气血失调，出现心悸、失眠、心烦、气短，甚则精神错乱等症状。

4. 答：①外伤：各种外伤，诸如跌打损伤，负重过度等，或外伤肌肤，或内伤脏腑，使血离经脉，停留体内，不能及时消散或排出体外，或血液运行不畅，从而形成瘀血。②出血：出血之后，离经之血未能排出体外而为瘀，所谓离经之血为瘀血。③气虚：气虚运动无力，血行迟滞致瘀；或气虚不能统摄血液，血溢脉外而为瘀，此为因虚致瘀。④气滞：气行则血行，气滞血亦滞，气滞必致血瘀。⑤血寒：血得温则行，得寒则凝。感受外寒，或阴寒内盛，使血液凝滞，运行不畅，则成瘀血。⑥血热：热入营血，血热互结，或使血液黏滞而运行不畅，或热灼脉络，血溢于脏腑组织之间，亦可导致瘀血。综上所述，瘀血的形成，主要是两个方面，一是由于气虚、气滞、血寒、血热等内伤因素；二是由于各种外伤或因外伤而致的内部出血等外伤因素，两者均可导致瘀血。

5. 答：瘀血的病症虽然繁多，但临床表现的共同特征可概括为以下几点：①疼痛：一般多刺痛，固定不移，且多有昼轻夜重的特征，病程较长。②肿块：肿块固定不移，在体表色青紫，在体内为癥积，较硬或压痛。③出血：血色紫暗或夹有瘀块。④紫绀：面部、口唇、爪甲青紫。⑤舌质紫，或有瘀点、瘀斑；脉沉弦或结代。此外，面色黧黑，肌肤甲错，皮肤紫，精神神经症状（善忘、狂躁、昏迷）等也较为多见。

七、案例分析

1. （1）寒邪；（2）寒性收引凝滞，致寒凝血瘀，气血痹阻。
2. （1）湿邪；（2）湿阻气机，伤害脾脏的运化功能。
3. （1）痰浊蕴阻；（2）作用于肺，使肺失肃降。
4. （1）过怒；（2）影响到肝的功能，致肝气上逆。

第七章

发 病

一、掌握发病的基本原理
二、了解影响发病的主要因素

第一节 发病与发病学说的概念

发病：是指疾病的发生过程，是机体处于病邪的损害和正气的抗损害之间的矛盾斗争过程。

发病学说：是研究疾病发生途径、类型、机制、规律及影响发病诸因素的学说。

第二节 发病原理

一、发病的基本原理

（一）正气不足是疾病发生的内在依据

1. 正气的基本概念
正气，是人体正常功能及防御、抗病和康复的能力。

2. 正气的防御作用
具体表现于：①抵御外邪的入侵；②驱邪外出；③修复调节能力；④维持脏腑经络功能的协调。

3. 正气在发病中的作用

正气是决定发病的关键因素，其作用体现于：①正虚感邪而发病；②正虚生 "邪" 而发病；③正气强弱决定发病证候的性质。

（二）邪气是发病的重要条件

1. 邪气的基本概念

邪气，泛指各种致病因素。

2. 邪气的侵害作用

具体表现于：①导致生理机能失常；②造成脏腑组织的形质损害；③改变体质类型。

3. 邪气在发病中的作用

邪气是发病的重要因素，其作用体现于：①邪气是导致发病的原因；②影响发病的性质、类型和特点；③影响病情和病位；④某些情况下在发病中起主导作用。

（三）正邪相搏的胜负决定发病与不发病

邪正相搏的胜负，不仅关系着疾病的发生，而且也影响着疾病发生的证候特点。

1. 决定发病与否

正胜邪却则不发病；邪胜正负则发病。

2. 决定证候类型

正盛邪实，多为实证；正虚邪衰，多为虚证；正虚邪盛，多为虚实夹杂证。感受阳邪易形成实热证；感受阴邪易形成实寒证或寒湿证。感邪轻或正气尚强，多病位浅、病情轻；感邪重或正气衰弱，多病位深、病情重。

二、影响发病的主要因素

（一）环境与发病

包括气候因素、地域因素、生活工作环境、社会环境等。

（二）体质与发病

可决定发病倾向、决定对某种病邪的易感性、决定某些疾病发生的证候类型。

（三）精神状态与发病

情志舒畅，则气机通畅、气血调和、脏腑功能旺盛，正气强盛，邪气难入，或虽受邪也易祛除；情志不舒，则气机逆乱、气血不调、脏腑功能失常，正气衰弱而发病。

重点难点指要

重点

发病的基本原理是什么？

疾病发生的原理虽然错综复杂，但总不外邪气对机体的损害与正气抗损害之间的斗争。任何一种邪气作用人体，正气必然与之抗争，以祛除病邪和维护机体健康。所以，正邪相搏是疾病发生、发展过程最基本的原理。其中，正气不足是疾病发生的内在依据，是主要矛盾；邪气是发病的重要条件，是次要矛盾，但在一定条件下也可转化为主要矛盾。正邪斗争的胜负决定着疾病的发生与否，正能胜邪则不发病，邪胜正负则发病。

总之，中医发病学的基本原理，既强调正气的主导性，又不忽视邪气的重要性。

古今研究指要

中医发病学说的研究与发展

（一）古代研究

中医发病学理论肇始于《内经》，《素问·刺法论》"正气存内，邪不可干"，肯定了正气在疾病发生中的主导地位；"五疫之至，皆相染易，无问大小，病状相似"，显示了邪气在疾病发生中的重要作用。《素问·评热病论》"邪之所凑，其气必虚"，《灵枢·百病始生》"两虚相得，乃客其形"，提出了"外内合邪"的发病学观点。

迄后，历代医家对《内经》发病学认识不断充实，汉·张仲景《金匮要略》曰："五脏元真通畅，人即安和""客气邪风，中人多死"；隋·巢元方《诸病源候论》曰："人感乖戾之气而生病，则病气转相染易，乃至灭门"；明·吴又可《温疫论》曰："本气充实，邪不能入""本气亏虚，呼吸之间，外邪因而乘之"等，皆立足于正气与邪气的关系，来探讨疾病发生的机理。

在发病类型上，《素问·生气通天论》"冬伤于寒，春必病温"，为后世的"伏气学说"奠定了基础。张仲景《伤寒论》中明确了"伏气"的概念。元·王履指出发病的类型之所以不同，与正气的强弱、感邪之轻重和邪留的部位等均有关。

（二）现代研究

近年来，诸多研究者从微生物及免疫学角度研究中医的正邪发病学说，认为：从微生态学的角度来看，人体感染病原微生物后，其是否发病不仅取决于病原体致病性的强弱，还取决于人体的微生态平衡以及免疫机能的状态。人体的免疫机能状态直接与人体的"正气"

相关，病原微生物则属于"邪气"的范畴。人体的免疫状态与病原微生物的关系，也就是"正气"与"邪气"的关系。人体微生态平衡与中医"邪正"相争机理的相关性，体现于人体内菌群及免疫功能的平衡和非平衡关系中。通过运用微生态学原理与方法研究中医邪正发病学说，可以从微观层面揭示"邪正"发病学说的物质基础及其变化规律，进而促进微生态学和中医药学的结合与发展。

关于正气同免疫功能的关系，一般认为正气包括了免疫功能在内的一切抗病能力，免疫系统及其所表达的功能是构成正气的重要因素；邪气则代表一切可导致人体功能紊乱、内外环境失衡的因素。疾病在正虚时期以免疫功能异常或低下为主，邪盛时期以微生态菌群失调变化为主。可以选择能够较为典型地反映邪正相争状态，以及邪正消长进退过程的疾病进行研究，从微生态学理论的菌群与人体微环境平衡入手，筛选并确定这些患者与正常人若干相关的免疫学和微生态检测指标，以此初步建立科学的中医邪正发病学研究理论模型，从细胞分子水平阐释中医邪正学说的科学内涵。

课后习题训练

一、选择题

（一）A 型选择题

1. 中医认识发病原理，主要从以下哪个角度来认识（   ）
   A. 正邪相搏   B. 阴阳失调   C. 饮食失调   D. 气血失常   E. 脏腑功能失调
2. 正气强弱主要取决于（   ）
   A. 气候因素   B. 地域因素   C. 饮食习惯
   D. 生活与工作环境   E. 体质与精神状态
3. 疾病发生的内在因素是（   ）
   A. 邪气强盛   B. 正气不足   C. 邪胜正负
   D. 正虚邪不胜   E. 正胜邪衰
4. 疾病发生的重要条件是（   ）
   A. 邪气   B. 正气   C. 地域因素   D. 饮食习惯   E. 生活和工作环境
5. 邪气侵犯人体后能否发病取决于（   ）
   A. 正气的盛衰   B. 邪气的性质   C. 感邪的轻重
   D. 禀赋的强弱   E. 邪正斗争的胜负
6. 疾病复发的首要条件是（   ）
   A. 新感病邪   B. 过于劳累   C. 正虚未复   D. 邪未尽除   E. 饮食不慎
7. 下列哪项不是复发的诱因（   ）
   A. 劳复   B. 正气   C. 食复   D. 药复   E. 复感新邪

（二）B 型选择题

A. 感受阳邪   B. 正气的强弱   C. 体质的强弱

D. 感受阴邪   E. 邪气的种类与性质

8. 疾病的病位主要与什么有关（   ）

9. 病情的轻重主要与什么有关（   ）

A. 饮食不慎   B. 情志失调   C. 劳逸失度   D. 邪未尽除   E. 新感病邪

10. 疾病复发的首要条件是（   ）

11. 疾病复发的最基本条件是（   ）

12. 最易引起气机失调而发病的是（   ）

（三）X 型选择题

13. 发病学的内容包括（   ）

    A. 发病的基本原理   B. 发病途径   C. 影响发病的因素

    D. 发病类型   E. 疾病表现

14. 正气抗邪主要表现于（   ）

    A. 抵御外邪的入侵   B. 病位的浅深   C. 疾病的不药而愈

    D. 病情的轻重   E. 影响发病的证候类型

15. 邪气对疾病的影响（   ）

    A. 发病的性质   B. 证候类型   C. 发病特点   D. 病情轻重   E. 疾病的病位

16. 邪气对正气的损害，主要表现在（   ）

    A. 导致机能失常   B. 性格改变   C. 改变体质特征

    D. 情志过激   E. 造成形质损伤

17. 影响发病的主要因素（   ）

    A. 外界环境   B. 体质因素   C. 情志因素   D. 阴阳失调   E. 气血失常

18. 发病类型包括（   ）

    A. 感邪即发   B. 伏而后发   C. 徐发   D. 继发   E. 合病与并病

19. 疾病复发的诱因是（   ）

    A. 复感新邪   B. 食复   C. 劳复   D. 药复   E. 伏邪

20. 外环境中影响发病的因素（   ）

    A. 气候因素   B. 地域因素   C. 生活环境   D. 工作环境   E. 情志因素

21. 疾病徐发的相关因素（   ）

    A. 致病因素的种类   B. 体质因素   C. 致病因素的性质

    D. 正气状况   E. 以上均是

22. 疾病复发的基本条件（   ）

    A. 邪未尽除   B. 正虚未复   C. 诱因   D. 情志不舒   E. 气血失和

二、名词解释

1. 正气
2. 邪气

三、问答题

1. 发病的基本原理
2. 发病的途径有哪些?

习题参考答案

一、选择题

（一）A 型选择题

1. A　2. E　3. B　4. A　5. E　6. D　7. B

（二）B 型选择题

8. E　9. E　10. D　11. D　12. B

（三）X 型选择题

13. ABCD　14. ACE　15. ABCDE　16. ACE　17. ABC　18. ABCDE　19. ABCD
20. ABCD　21. ABCDE　22. ABC

二、名词解释

1. 正气：是一身之气相对邪气的称谓，是指人体内具有抗病、祛邪、调节、修复等作用的一类细微物质。
2. 邪气：泛指各种致病因素，简称为"邪"。包括存在于外界或由人体内产生的各种具有致病作用的因素。

三、问答题

1. 答：①正气不足是发病的内在因素；②邪气是发病的重要条件；③正邪相搏胜负决定发病与否。
2. 答：①外感病邪侵入的发病途径；②内伤病因伤人的发病途径。

第八章

病　机

一、掌握病机的概念。

二、掌握基本病机的概念、类型及规律。

三、掌握"内生五邪"的病机概念及规律。

四、了解疾病传变的基本概念与形式，以及影响疾病传变的因素。

第一节　概　论

一、病机的基本概念

病机，即"病之机要"，含有疾病关键所在的意思。是疾病发生、发展与变化的机理。病机是对疾病本质与规律的认识，是分析疾病的依据。

病机理论包括五个层次：基本病机、系统病机、分类病机、疾病病机与证候病机。

本章重点学习基本病机，兼及内生五邪病机。

二、病机学说

病机学说是研究疾病发生、发展、变化机理的学说，着重研究发病后人体病理变化的全过程及其规律性。

第二节 基本病机

基本病机，指机体对致病因素侵袭所产生的最基本的病理反应，是病机变化的一般规律，亦是疾病具有共性的病理发展过程。

一、邪正盛衰

邪正盛衰，是疾病发生、发展过程中，机体抗病能力与致病邪气之间相互斗争的盛衰变化。

邪正斗争，关系疾病的发生与否；影响疾病的发展、转归；影响病证的虚实变化。

（一）邪正盛衰与虚实变化

1. 虚实病机

（1）实证

概念："邪气盛则实"，以邪气亢盛为主要矛盾或矛盾主要方面的一种病理状态。

特点：邪气较盛，正气未衰。邪正相搏，斗争剧烈，病理反应明显。

病因：外感六淫或疠气致病的初、中期，或由水湿、痰瘀、食积、气滞、瘀血等引起的内伤病证，患者体质较壮实，正气未虚。

表现：一系列病理性反映比较亢奋有余的表现。

（2）虚证

概念："精气夺则虚"，以正气虚损为主要矛盾或矛盾主要方面的一种病理状态。

特点：正虚抗邪无力，或邪气已退而正气也衰。邪正相争不剧烈，病理反应不明显。

病因：素体虚弱；外感病后期，或久病正气耗伤；或暴病吐利、大汗、亡血，使正气脱失。

表现：一系列不足、虚弱和衰退的表现。

2. 虚实变化

在长期、复杂的疾病过程中，邪正的消长盛衰可以表现出虚实之间的多种变化。

（1）虚实错杂

概念：疾病过程中，邪盛和正虚同时并存的一种病理状态。

特点：正虚邪盛并存，但以一方为主要矛盾。

病因：邪盛正伤，或失治、误治，使病邪久留，损伤正气；虚体受邪，正虚无力驱邪外出；本已正虚，又内生水湿、痰饮、瘀血等病理产物。

表现：

实中夹虚——病理变化以邪实为主，又兼有正气虚损的病理状态。

虚中夹实——病理变化以正虚为主，又兼有实邪为患的病理状态。

（2）虚实转化

概念：疾病过程中，由于邪盛伤正，或正衰而邪气积聚，发生病机性质由实转虚或因虚致实的变化。

特点：邪气久留损伤正气；或正气虚损，邪气积聚。

表现：

由实转虚——疾病过程中，由邪气盛实转为正气虚损为主的虚性病理变化。

因虚致实——由于正虚日久，邪实渐生；或由于脏腑机能衰退，使病理产物等实邪留滞于体内的病理变化。

（3）虚实真假

概念：疾病过程中，出现疾病临床表现与病机虚实本质不符合的假象。

特点：疾病临床表现与病机本质不符。

表现：

真实假虚——疾病本质为实，反见假虚之象的病理状态。又称为"大实有羸状"，即实邪结聚的病证出现类似虚弱的假象。

真虚假实——疾病本质为虚，反见假实之象的病理状态。又称为"至虚有盛候"，即虚弱病证发展到严重阶段出现类似盛实的假象。

（二）邪正盛衰与疾病转归

1. 正胜邪退

疾病过程中，正气未衰，奋起抗邪，使邪气渐退，疾病向好转或痊愈方向发展的一种病理过程。

2. 邪盛正衰

疾病过程中，邪气亢盛，正气虚弱，机体抗邪无力，疾病向恶化甚至死亡方面转归的一种病理过程。

3. 邪正相持

疾病过程中，正虚不甚，邪亦不强，势均力敌，相持不下，病势处于迁延状态的一种病理过程。

4. 正虚邪恋

疾病过程中，正气大虚，余邪未尽，正邪相争不剧烈，疾病处于缠绵难愈状态的一种病理过程。

二、阴阳失调

阴阳失调，是阴阳之间失去平衡协调的简称。

（一）阴阳偏胜

阴阳双方中的某一方病理性亢盛，属"邪气盛则实"的病理变化。

1. 阳偏胜（阳胜则阴病）

概念：机体在疾病过程中出现的阳气偏盛、机能亢奋、热量过剩的病理状态。

特点：阳盛而阴未虚。

病因：感受温热阳邪；感受阴邪后从阳化热；情志内伤，五志过极化火；气滞、血瘀、食积等郁而化火。

表现：见热、动、燥为特点的阳热之象，属实热证。

2. 阴偏盛（阴胜则阳病）

概念：机体在疾病过程中出现的阴气偏盛、机能障碍、热量耗伤及病理性代谢产物积聚的病理状态。

特点：阴盛而阳未虚。

病因：感受寒湿阴邪；过食生冷，寒邪中阻。

表现：见寒、静、湿为特点的阴寒之象，属实寒证。

（二）阴阳偏衰

阴阳双方中的某一方虚弱不足，属"精气夺则虚"的病理变化。

1. 阳偏衰

概念：疾病过程中出现的阳气虚损、机能减退或衰弱、产热不足的病理状态。

特点：阳气不足，阳不制阴，阴气相对亢盛。

病因：先天禀赋不足；后天失养；劳倦内伤；久病损伤阳气。

表现：以虚象、寒象为特点，属虚寒证。一般以脾肾阳虚为主，尤以肾阳虚最为重要。

2. 阴偏衰

概念：疾病过程中出现的精血津液等物质亏耗、阴不制阳、阳相对亢盛、机能虚性亢奋的病理状态。

特点：阴液不足，阴不制阳，阳相对亢盛。

病因：阳热之邪伤阴；五志过极，化火伤阴；久病耗损阴液。

表现：以虚象、热象为特点，属虚热证，尤以肾阴虚最为重要。

（三）阴阳互损

阴或阳任何一方虚损到一定程度时，导致相对的一方不足，形成阴阳两虚的病理状态。阴阳互损以阴阳互根为理论依据。

肾为五脏阴阳之本，阴虚或阳虚多在损及肾之阴阳后才易发生阴阳互损的病理变化，最终形成阴阳两虚证。

1. 阴损及阳

概念：阴液亏损，累及阳气化生不足或无所依附而耗散，在阴虚的基础上又导致了阳虚，形成以阴虚为主的阴阳两虚病理状态。

特点：阴液不足，累及阳气生化不足或无所依附。

表现：阴虚症状为主，日久又见阳虚症状。

2. 阳损及阴

概念：阳气虚损，无阳则阴无以生，累及阴液生化不足，在阳虚的基础上又导致了阴虚，形成以阳虚为主的阴阳两虚病理状态。

特点：阳气虚损，累及阴液生化不足。

表现：阳虚症状为主，日久又见阴虚症状。

（四）阴阳格拒

阴阳失调中较为特殊的一类病机，其疾病的现象与本质不相一致，甚至相反。

由于某种原因引起阴或阳的一方偏盛至极，壅遏于内，将另一方排斥格拒于外，迫使阴阳关系不相维系的病理状态。

1. 阴盛格阳

概念：阴寒之邪壅盛于内，逼迫阳气浮越于外，使阴阳之气不相顺接，相互格拒的一种病理状态。

特点：阴寒壅盛于内，阳气被格拒在外。

表现：在真寒症状的基础上，又可见假热之象。

2. 阳盛格阴

概念：邪热内盛，深伏于里，阳气被遏，郁闭于内，不能外达肢体而格阴于外的一种病理状态。

特点：邪热深伏于里，阴气被拒在外。

表现：在真热症状的基础上，又可见假寒之象。

（五）阴阳亡失

疾病过程中，机体的阴液或阳气突然大量亡失而出现阴竭阳脱，导致生命垂危的一种病理状态。

1. 亡阳

概念：机体阳气突然大量脱失，导致全身机能严重衰竭，生命垂危的一种病理状态。

特点：阳气暴脱导致全身机能严重衰竭。

病因：邪气太盛，正不敌邪，阳气突然脱失；暴吐下利、亡血、大汗，气随津脱；素体阳虚，劳伤过度，阳气耗损；慢性疾病，长期大量耗损阳气。

表现：可见一派阳气虚脱的危重症状。

2. 亡阴

概念：机体阴液突然大量消耗或丢失，导致全身机能严重衰竭，生命垂危的一种病理状态。

特点：阴液突然大量耗竭或丢失导致全身机能严重衰竭。

病因：邪热炽盛，煎灼津液，或逼迫津液大量外泄，使阴气脱失；慢性热病，长期大量耗损津液和阴气。

表现：可见一派阴液脱失的危重症状。

由于阴阳的互根依存，故亡阳与亡阴的病机发展趋势最终可导致阴阳双亡。

三、精、气、血的失常

主要包括精、气、血的不足及各自功能的异常，精、气、血的互根互用关系失常等病理变化。

（一）精的失常

1. 精虚

概念：先天之精和水谷之精不足，及其功能低下所产生的病理变化。

特点：先天之精及水谷之精匮乏，全身失养。

病因：先天禀赋不足，或后天失养；或过劳伤及脾肾；或脏腑之精不足所致。

表现：可见生长发育不良、生殖功能下降、体弱多病等虚弱症状。

以脾肾两脏亏损为主，尤以肾精亏虚最为重要。

2. 精施泄失常

（1）失精

概念：指生殖之精和水谷之精大量丢失的病理状态。

特点：肾虚封藏失职；或肝气疏泄太过；或脾虚运化失司，精耗泄太过。

病因：劳累过度，耗伤肾精；素体阳亢，肝气疏泄过度；久病或素体脾虚，运化失常，谷精下泄。

表现：可见生殖之精丢失的症状，病在肝肾；水谷之精丢失的症状，病在脾。

（2）精瘀

概念：男子精液瘀滞精道，排精障碍的病理变化。

特点：精液瘀滞精道，排泄不畅。

病因：多由房劳过度；或久旷不交；或惊恐伤肾；或瘀血、败精、湿热瘀阻；或手术所伤等导致。

表现：可见排精不畅等症状。

（二）气的失常

包括气的生化不足或耗散太过而致气虚、气的某些功能减退或气的运动失常。

1. 气虚

概念：由气的亏损，导致脏腑功能减退，抗病能力下降的病理状态。

病因：先天禀赋不足或后天失养；劳倦内伤，久病不复等。

表现：根据五脏功能各异，其气虚表现出不同的特点。

2. 气机失调

指气的升降出入运动失常而引起的病理变化。

（1）气滞

概念：气机郁滞不畅。指气的运行失常，形成局部或全身的气机不畅或阻滞，导致某些经络、脏腑功能障碍的病理状态。

病因：情志抑郁；或痰浊、食积、热郁、瘀血等阻滞于内；或脏腑功能失调，影响气机正常流通。

气滞证多见于肝、肺、脾胃。

（2）气逆

概念：逆，即逆乱之意。指气的升降失常，上升太过或下降不及，或脏腑之气逆乱不顺的病理状态。

病因：多由情志、饮食内伤；或外邪侵犯，或痰浊壅阻；或气虚运行无力所致气机逆乱不顺。

气逆证多见于肺、胃、肝等脏腑。

（3）气陷

概念：气机升降失常，气的升上不足；或气虚升举无力而下陷的病理状态。

病因：多由素体虚弱或久病伤气所致。

气陷证多由气虚发展而来，与脾虚关系密切。

（4）气闭

概念：气的出入失常，外出受阻，郁闭在内的病理状态。

病因：多由情志刺激；或外邪、痰浊等闭阻，使气不得外出而闭塞清窍所致。

多见于浊邪所致闭厥和心肺之气闭阻。

（5）气脱

概念：气不内守，大量外脱，而致全身功能突然衰竭的病理状态。

病因：慢性疾病使正气长期消耗而衰竭，或大汗、亡血等原因使气随津脱。

可见一派阳气虚脱的危重症状。

（三）血的失常

包括血的生成不足或耗损太过，或濡养功能减弱而致血虚；血液运行失常而致血瘀或出血。

1. 血虚

概念：血液不足或血的濡养功能减退，以致脏腑百脉、形体器官失养的病理状态。

病因：失血过多，新血不能及时补充；或脾胃虚弱，营养不足，血液生化乏源；或肾精不足，精不化血；或久病不愈，暗耗营血。

表现：可见一派血虚症状，以心、肝、脾为重。

2. 血运失常

（1）血瘀

概念：血液的循行迟缓，流行不畅，甚则瘀结停滞的病理状态。

病因：可由外感邪气凝涩血脉；或情志郁结、气机不畅；或久病大病后气虚运血无力；或外伤出血不能及时消散等所致。

表现：可见血瘀症状，以心、肝为重。

（2）出血

概念：血液逸出脉外的病理状态。

病因：感受热邪；或七情过极化火，热迫血行；或久病伤气，摄血无权；或脏腑功能失调，内生瘀血痰湿；或各种外伤所致。

表现：可见各种出血症状，以脾、肝为重。

（四）精气血关系失调

1. 精与气血关系的失调

精气互化，精血同源，三者在生理上密切相关，病理上相互影响。

（1）精气两虚

精伤及气或气伤及精而致精气两虚的病理状态。证多见于肾，以生长发育迟缓、生殖机能障碍为临床特征。

（2）精血不足

精亏不能生血或血虚不能化精而致的精血两虚的病理状态。证多见于肝肾，以生殖机能障碍等肝肾亏损为临床特征。

（3）气滞精瘀和血瘀精阻

由于气机失调或瘀血内阻而致精道瘀阻的病理状态，二者可互为因果。

2. 气血关系的失调

气的虚衰或升降出入失常，必然影响及血；血的虚衰或运行失常，也必然影响到气，从而表现出气血关系的失调。

（1）气滞血瘀：气的运行不畅，导致血液运行障碍，而出现气滞、血瘀并见的病理状态。

（2）气虚血瘀：气对血的推动无力而致血行不畅，甚至瘀阻不行，以致气虚与血瘀并见的病理状态。

（3）气不摄血：气虚不足，固摄血液功能减弱，血不循经逸出脉外，从而导致各种出血的病理状态。

（4）气随血脱：大量出血的同时，气亦随着血液的流失而急剧散脱，从而形成气血并脱的危重病理状态。

（5）气血两虚：气虚和血虚同时并存的病理状态。

四、水液代谢失常

水液代谢需要多个脏腑的生理功能相互协调，才能维持平衡。其中任何一个脏腑的生理功能失司，都能导致水液代谢失常，形成津液不足或水液滞留。

（一）津液不足

概念：机体津液亏少，进而导致脏腑、组织、官窍、皮毛失其濡润滋养，产生一系列干燥失润的病理状态。

特点：津液不足，失其滋润。

注意：伤津并不一定兼有伤阴脱液，脱液则必兼有伤津。脱液重于伤津，但津的暴脱可发生气随津泄的气脱证。

病因：外感燥热之邪；或外感阴邪从阳化热；或五志过极化火，热伤津液；或吐泻、大汗、亡血、多尿或大面积烧伤后，津液丢失过多；或体虚久病，脏腑功能减退，津液生成不足。

表现：可见肌肤皮毛、口鼻、二便等津液匮乏症。

（二）津液输布与废液排泄障碍

输布，指津液在体内的运输、布散与环流的过程；排泄，指代谢后的水液，通过尿、汗等途径排出体外的过程。

津液输布障碍，指津液得不到正常输布，环流迟缓，或滞留局部，而致水湿内生，酿痰成饮的病理状态。与肺、脾、肝、三焦等功能失常有关。

废液排泄障碍，指水液气化不利，转化成汗液或尿液的功能减退，而导致废液潴留的病理状态。与肺、肾等功能失常有关。

津液输布、废液排泄障碍，常以湿浊困阻、痰饮凝聚、水液贮留等病变为主。

（三）津液与气血关系的失调

1. 水停气阻

水液代谢障碍，水湿痰饮潴留而导致气机阻滞的病理状态。

2. 气随津（或液）脱

津液丢失太过，气失其依附而随津液外泄暴脱亡失的病理状态。

3. 津枯血燥

津液亏乏枯竭，导致血燥虚热内生或血燥生风的病理状态。

4. 津亏血瘀

津液耗损导致血行郁滞不畅的病理状态。

5. 血瘀水停

因血脉瘀阻导致津液输布障碍而水湿停聚的病理状态。

五、内生"五邪"

内生"五邪"，指在疾病发展过程中，由于精气血津液和脏腑经络功能失调，产生类似风、寒、湿、燥、火等外邪所致的病理现象，因病起于内故名。

（一）风气内动（内风）

概念：体内阳气亢逆变动而形成的一种病理状态。因与肝的功能失调有关，又称"肝风"或"肝风内动"。

特点：阳气亢逆变动，升动无制。

表现：以头目、肢体、躯干等动摇症状为主。

常见证型：

1. 肝阳化风

病因：情志不遂，肝郁化火、肝气亢逆；或操劳过度，耗伤肝肾之阴，阴不制阳。

特点：肝阳升发过度，亢而化风。

2. 热极生风

病因：邪热炽盛。

特点：热盛伤及津液和营血，燔灼肝经，筋失濡养而风动。

3. 阴虚风动

病因：热病后期阴亏或久病伤阴。

特点：阴液耗竭，筋脉失养，虚风内生。

4. 血虚生风

病因：生血不足；失血过多；久病耗血。

特点：肝血不足，血不荣络，筋脉失养，虚风内动。

（二）寒从中生（内寒）

概念：体内阳气虚衰，温煦气化功能减退，虚寒内生；或阴寒性病理产物积聚弥漫的病理状态。

特点：一是阳气虚衰，气化减退以致阴寒性病理产物积聚；二是阳气不足，温煦失职导致虚寒内生。

病因：多由先天禀赋不足，阳气素虚；或外感寒邪、过食生冷，损伤阳气所致。

表现：以脾、肾阳气虚衰症状为主，尤以肾阳虚衰为关键。

（三）湿浊内生（内湿）

概念：由于脾的运化功能和输布津液的功能障碍，从而引起水湿痰浊蓄积停滞的病理状态。

特点：脾运失职，水湿痰浊蓄积停滞。

病因：恣食肥甘生冷，嗜烟好酒，内伤脾胃；或素体肥胖；或情志抑郁，气不布津，聚而成湿。

表现：随湿邪阻滞部位而症状各异，但以湿阻中焦脾胃症状为主。

（四）津伤化燥（内燥）

概念：机体津液不足，人体组织器官和孔窍失其濡润，而出现干燥枯涩的病理状态。

特点：津液枯涸，脏腑组织器官和孔窍失其濡润。

病因：多由热病伤阴；或久病耗损阴液；或大汗、大吐、大泻、大失血后津液丢失过多所致。

表现：以肺、胃及大肠症状为多见，常见肌肤皮毛或口鼻等部位少津症状。

（五）火热内生（内火）

概念：由阳盛有余或阴虚阳亢，或气血郁滞，或病邪郁结，而产生火热内扰，机能亢奋的病理状态。

特点：火热内扰，机能亢奋。

分类：

1. 火热实证

多由阳气过盛化火，邪郁化火或情志过极化火而致。

临床表现可见全身性的阳盛火热症状和局部火热之象。

2. 火热虚证

多由于精亏血少，阴液大伤，阴不制阳，虚热、虚火内生。

临床表现可见阴虚内热和阴虚火旺之象。

第三节　疾病传变

疾病传变是指疾病在机体脏腑经络组织中的传移和变化。

一、疾病传变的形式

（一）病位传变

在疾病的发展过程中其病变部位发生传移的病理反映，包括表里出入、外感病传变、内伤病传变等。

（二）病性转化

在疾病的发展过程中改变了其发病时原有的性质，主要有寒热的转化与虚实的转化。

二、影响疾病传变的因素

（一）体质因素

1. 体质影响正气的强弱。
2. 体质对病邪的"从化"具有重要的影响作用。

（二）病邪因素

1. 病邪的性质影响疾病传变的迟速。
2. 病邪的性质影响疾病传变的路径。
3. 病邪的性质影响病性的变化。

（三）地域因素和气候因素

二者共同作用于人体及病邪双方，对疾病的传变发生影响。

（四）生活因素

包括情志、饮食、劳逸等，主要通过对正气发生作用而影响疾病的传变过程。

重点难点指要

一、重点

（一）虚实的概念

正邪斗争贯穿于疾病始终，二者力量的对比和斗争结局，不仅决定发病与否、病情轻重、病变趋势及转归，也决定着病性的虚实。《素问·通评虚实论》"邪气盛则实，精气夺则虚"被视为"虚""实"的经典定义，这一概念包括多层涵义。

以"气"的角度立论：所谓正气即精气，包括元气、营气、卫气、宗气、脏腑之气、经脉之气、精、血、津液等；虚证，就是体内精气不足，即上述营养物质亏乏。所谓邪气，包括外感与内生两类，即外感六淫、疫疠等四时不正之气，内生滞气、瘀血、痰饮、食积、诸虫毒等；实证，就是外感邪气过盛或体内有害物质过多。据此，虚证当用补法，补充体内的精气；实证当用泻法，攻除外感与内生的邪气。

以矛盾的主次立论：实，指以邪气亢盛为主要矛盾或矛盾主要方面的一种病理状态，此时正气不亏，但不占主导地位；虚，指以正气不足为主要矛盾或矛盾主要方面的一种病理状态，此时邪气不盛或已去，不占主导地位。

以病理反应的亢抑立论：一般而言，体质壮实者，抗病力、康复力强，对邪气呈现亢奋性反应，表现为实证；体质衰弱者，抗病力、康复力弱，对邪气呈现抑制性反应，表现为虚证。

以邪正力量的对比立论：邪盛而正不虚，二者相持，病理表现为激烈、有余的斗争状态，就是实证；正气不足，与邪气斗争无力，病理表现为虚弱、衰退的状态，就是虚证。

综上，不论从那个角度阐释虚实的概念，只有将邪正的物质基础、斗争态势与具体的病理反应结合起来，才能把握虚实的实质。

（二）阴阳失调

阴阳失调是指由于致病因素的影响，导致机体的阴阳双方失去相对的平衡协调。基本表现为阴阳偏胜、偏衰、互损、格拒、亡失等一系列病理变化。

阴阳失调是脏腑、经络、气血、营卫等相互关系失调及气机表里出入、上下升降失常的概括，是疾病发生发展的内在根据。

阴阳失调是对人体各种功能性和器质性病变的高度概括，是人体各种病变最基本的病机。

因阴阳的属性以寒热、动静为典型表现，故阴阳失调是寒热病证及动静失常病证的基本病机。

（三）精气血失常

精、气、血、津液是构成人体的基本物质，也是各种生理活动的物质基础。它们的失常，必然影响到机体各种生理功能，而导致疾病的发生。

单纯的精、气、血、津液的失常，主要表现为两大类：一为数量异常，多为数量减少，如精亏、气虚、血少、津液亏乏，此时表现为虚证；一为运行输泄异常，如气机失调、血运失常、津液输布障碍、精施泄失常，此时可出现实证或虚实错杂证。

精、气、血、津液四者，同生同化，精血同源，精气互化，气对津血有生化、运行和固摄作用，津血对气有滋养、承载作用。在生理上密切相关，在病理上相互影响。某一个失常，势必累及其他三者，最终出现全身物质的病变。

二、难点

（一）因虚致实

指本为虚性病理变化，由于脏腑功能减退，气血阴阳亏虚，导致代谢障碍，而产生气滞、痰饮、内湿、瘀血、食积等病理变化或病理性产物；或因正虚抗邪无力而复感外邪，邪盛则实，形成虚实并存的病理变化。

实际上，因虚致实是其虚仍在又复增邪实，属虚实错杂的病理变化。在病性上，由于气、痰、水、瘀、积等有形实邪的停聚，故因虚致实多为本虚标实。临床可根据正虚与邪实的程度，而分为虚多实少和实多虚少两种情况。

（二）阴阳格拒

是阴阳失调的一种特殊状态。

1. 阴阳盛衰至极是阴阳格拒的本质

表现为一方偏盛至极或偏衰至极，以致阴阳双方盛衰悬殊，盛者势壮而居于内，衰者力薄被拒迫于外，形成格拒之势。

2. 阴阳失交是阴阳格拒的结果

阴阳格拒而不相交，盛于内者为疾病之主导，是本质；被迫于外的一方所呈现的往往是疾病的一种假象，它不能反应内盛者的性质，由此产生了真寒假热、真热假寒的病理现象。

3. 阴阳格拒的虚实病机

阴盛格阳，本在人体阳气极端虚弱，失其温煦鼓动之职，阴寒自内而生，偏盛之阴深伏于内，迫使极度衰惫的阳气浮越于外，不能内返。其实质是阳气虚衰之虚寒重证，属真寒假热证。

阳盛格阴，本在人体阳热邪气盛极于里，邪气内盛，正气相争，阳气为邪热所郁，结于内而不能外达于肢体。其实质是热郁阳气之实热重证，属真热假寒证。

（三） 血瘀与瘀血

血瘀与瘀血的概念不同。

血瘀是指血行不畅或血液瘀滞不通的病理状态，属于病机学概念；瘀血是体内血液停积而形成的病理产物，并能继发新的病变，属于病因学概念。

二者虽概念不同，但密不可分。

血瘀日久，可致瘀血内生，瘀血形成后又可加重血瘀的状态，互为因果。

（四） 内生五邪与外感六淫

两者有着本质的区别：一为病因概念，一属病机范畴。

1. 概念不同

"外感六淫"是病因学概念，泛指风寒暑湿燥火六种外感致病邪气；"内生五邪"是由脏腑阴阳失调、气血津液失常而形成化风、化寒、化湿、化燥、化火的病理变化，是一个综合性的病机概念。"内生五邪"所反映的是，中医学以天人相应的整体观为主导，借助"援物比类"的方法，以自然界的某些现象来说明人体的病理变化。

2. 临床表现不同

外感六淫属外邪，首先袭表，属于外感病范畴；内生五邪是机体自身脏腑阴阳气血失调为病，病由内生，属于内伤病范畴。从病机特点看，六淫致病初期多见表证，多属实证；内生五邪致病，病起即为里证，并因病变脏腑之不同而形成不同的病机变化。

3. 二者病理相互影响

其一，在发病过程中相互影响，外感六淫易损伤机体，导致功能紊乱而内生五邪，机体内生五邪也易招致外感六淫的侵犯；其二，临证表现有一定关联性，如外感寒邪致病，寒盛则伤阳，尤其寒邪直中，伤及脏腑阳气，既有外寒致病的特点，又呈现脏腑内寒的特征。

古今研究指要

一、中医病机学说的形成与发展

中医病机理论起源于《内经》。《素问·至真要大论》首次提出了"病机"之名，归纳了病机十九条，奠定了脏腑病机和六淫病机的基础。

继后，东汉·张仲景《伤寒杂病论》中精辟阐述了外感伤寒病六经病机的变化与传变、转归规律。隋·巢元方《诸病源候论》是现存最早的较完备的病因病机、证候学专著。宋·陈无择《三因极一病证方论》从致病途径、发病机制结合临床表现归类病因；钱乙《小儿药证直诀》首次对儿科病机进行了全面的论述。金元时期，刘完素阐明了实火病机；张从正根据病由邪生的病机，创攻邪之法；李东垣重脾胃病机、邪正病机，并提出"阴火"病机；朱丹溪除了著名的"阴不足而阳有余"病机说，还对气、血、痰、火、湿、食六郁病机大有发挥。清代王清任和唐宗海等医家分别探讨了"相火"、"阴火"、"六郁"、"瘀血"、"血证"的病机，丰富了病机理论。明清的温病学派创"戾气"说、卫气营血和三焦理论，用以阐述外感热病的病机规律，是对病机学的重大贡献。

近几十年来，在发掘和继承的基础上，运用现代科学方法与手段研究中医病机学理论已成为新的趋向。

二、血瘀病机理论的研究

内风的成因很多，有学者根据历代诸家论述，结合近年临床医学研究，从病因、病机、治疗等方面进行探讨，强调了血瘀生风这一病机的客观存在。血瘀生风，是指机体因血液瘀滞而导致的内生风邪及内风引起的诸风证。

有学者认为血瘀与瘀血分别代表着疾病在发生发展中两种不同的病变程度，有着病理改变轻重不同的差异。血瘀日久病进，凝滞瘀结不散，便发展为瘀血。因而，血瘀证在一定条件下是瘀血证的先期病变，若不及时或恰当治疗，血瘀证便可演变发展为瘀血证。

三、内生五邪病机理论的研究

以内火、内风、内燥居多，内容包括了病因、发病特点、证候、临床表现、诊治、实验研究等方面。

（一）内火

继《内经》"少火""壮火"概念后，历代医家有过诸如"君火"、"相火"、"阴火"、"命火"等的探讨。对病理之火，有外感和内伤之辨、虚火与实火之辨、脏腑之火与经络之火之辨。

就内火的产生，除教材所列原因之外，尚有阳虚火浮一说。

阳虚火浮，指阳气虚衰，阴寒内盛，虚衰之阳失其依附，被逼迫浮越于外而变生火热之象，其火热主要责之于肾阳。表现：一是下焦阴寒太盛，虚怠之阳气被格拒于外而表现为内寒外热之象，如手足厥冷、脉微欲绝，或下利清谷，但身反不恶寒等，此种身热乃阳浮于外而发于皮肤肌肉之间，张景岳称其为"格阳之火"；二是虚阳被格拒于上，浮越于头面咽喉而表现为下寒上热之象，如颧红面赤、咽痛、烦躁、口渴等表现，但口虽渴而不欲饮，或饮而不多，或喜热饮；苔虽有而舌必滑润；小便清长，足冷过膝，脉象沉小而迟，或浮大无根，此乃阳戴于上而见头面咽喉之间。无论何处之热象，其本质仍为真寒，故从舌脉、肢体凉热、饮水等诸多方面可循及内真寒之本质。

总之，元阳虚衰为火浮的根本。

（二）内风

近年来提出了阳虚生风、气郁生风、中毒生风、正气衰竭生风之说。

1. 阳虚生风

《伤寒论》阳虚证中的"头眩"、"身动"、"振振欲僻地"即内风症状，用温阳息风法治之，可见阳虚生风之一斑。《景岳全书·论惊风证治十三》中记载的"小儿惊风"即阳虚生风，其机理为阳虚经脉失于温养，出现拘急、痉挛或震颤等动风之症，以温补脾肾之阳的方法治之。

2. 气郁生风

情志不舒，气机郁滞，气血紊乱，经脉失养，可出现震颤、抽搐等动风症状，现代医学的功能性瘛症与此证类似。

3. 中毒生风

机体代谢紊乱会产生某些毒性物质，这些毒性物质一旦积累体内，容易产生麻木、眩晕、抽搐等动风症状。目前对此类毒性物质的中医病因病机的实验研究尚不成熟，因此，在中医治疗方面仍宗辨证论治之法。

4. 正气衰竭（阴阳亡失）生风

临床上常见病人在正气极度衰竭，阴阳俱失的状态下，经脉失养，出现抽搐、强直等动风之状。现代医学诊断的脑缺血缺氧证，在临近死亡时极易出现这种情况。另外，心源性脑缺血综合征、低血糖、心室颤动、窒息等病也多见此类症状。

（三）内燥

《内经》论燥多集中于"七篇大论"，以五运六气为主轴说明阳明燥金与天气、人体的相应关系。之外的章节对燥的阐述则以"燥象"为主，此间论燥从外感立论。至张仲景，燥论散见于六经病及杂病中，且有内燥之说，与临床较为密切结合，但尚未形成"燥证"概念，只是与燥证相关的基本理论，如病因、病机、治则等，均有所着墨。金元时期，燥证概念渐出，刘完素首先专文论燥，补充燥之病机，亦启方剂专立"燥门"之源。其后，李东垣、朱丹溪、徐彦纯等医家均立"燥门"论内、外燥之病证及诊治大法。明清以后，对燥的论述，渐由"燥证"提高为"燥病"层次，并开启五脏燥证之阐发，尤其是"秋燥"成为温病之一后，对"燥病"的诊治方法更加丰富，渐成系统。因此，对燥病的认识，是沿着症、证、病方向而发展的。

从临床病变看，内燥特点为：其一，燥性干涩，见脏腑乃至全身的燥象；其二，病性属虚，内燥为阴液亏虚所致，故极易化火；其三，易出现瘀血、痰凝的病变，因津血同源，津亏内燥，常伴有瘀血的表现，从而导致瘀血内阻、络脉不通、气机失调、津液不布。津液不足，虚火内生，炼液成痰又易成痰凝之势。瘀血、痰凝形成之后，一方面可进一步阻碍气机升降，使津液敷布失常，另一方面瘀而化热，进一步耗伤津液，加重内燥。

课后习题训练

一、选择题

（一）单项选择题

1. 病机理论最早源于（ ）。

A. 《诸病源候论》　　 B. 《内经》　　 C. 《难经》　　 D. 《伤寒杂病论》

2. 邪正盛衰决定着（　　）。

A. 气血的盛衰　　 B. 脏腑的盛衰　　 C. 疾病的转归　　 D. 病证的寒热

3. 实证的病理特点是（　　）

A. 脏腑功能亢进　　 B. 气血瘀滞　　 C. 水液贮留　　 D. 邪气亢盛而正气未衰

4. 临床上阴阳互损多发生在（　　）。

A. 肺　　　　 B. 心　　　　 C. 肾　　　　 D. 肝

5. 真热假寒证的病机是（　　）。

A. 阳损及阴　　 B. 阳盛格阴　　 C. 阴损及阳　　 D. 阴盛格阳

6. 病人持续发热，大汗，口渴，突然出现面色苍白，四肢厥冷，脉微欲绝，其病机应是（　　）

A. 阳盛格阴　　 B. 阴盛格阳　　 C. 热极生寒　　 D. 真热假寒

7. 阴虚动风的病机是（　　）。

A. 气机逆乱而动风　　　　 B. 肝阳上亢而化风

C. 血随气升而化风　　　　 D. 阴虚阳升无制化风

8. "湿浊内生"的病机特点为（　　）。

A. 脾运失常，水湿停聚　　　　 B. 肺失宣降，水道不调

C. 外感湿邪，传入中焦　　　　 D. 肝失疏泄，水湿内停

9. "吐下之余，定无完气"，主要说明（　　）。

A. 气随液脱　　 B. 气不摄津　　 C. 气不生津　　 D. 阴液干涸

10. 病人先有阳虚内寒病症，以后又出现形体消瘦，烦躁，肢体震颤，其病机应是（　　）。

A. 阳损及阴　　 B. 阴损及阳　　 C. 阴阳亡失　　 D. 阳盛格阴

11. 气陷的病理表现，下列哪项是不恰当的（　　）。

A. 久痢脱肛　　 B. 腰腹胀满重坠　　 C. 水肿　　 D. 内脏下坠

12. 外伤失血后，出现晕厥、冷汗淋漓、四肢不温、脉微细或芤等症状，提示病机为（　　）

A. 血虚　　 B. 气随血脱　　 C. 气血两虚　　 D. 血瘀气滞

13. 体质能影响疾病的传变，一般而言，体质壮实的阳盛体质者，病多表现为（　　）

A. 阳虚寒证　　 B. 阳热实证　　 C. 阴虚内热证　　 D. 寒热错杂证

14. 内生阴虚之火的病机是（　　）

A. 阳气亢盛化火　　　　 B. 情志过极化火

C. 痰瘀化火　　　　 D. 津血亏虚阳失制约化火

15. 病理变化以脾虚证为主，但是由于脾虚运化失常，出现了大便溏泻、口泛清涎、舌苔厚腻等湿滞病变，其病机属于（　　）

A. 真虚假实　　 B. 真实假虚　　 C. 实中夹虚　　 D. 虚中夹实

（二）双项选择题

1. 因虚致实的病机特点是（ ）
    A. 邪气已衰　　　B. 正气不虚　　　C. 邪实亢盛　　　D. 邪正皆亏　　　E. 正虚仍存

2. 临床上血虚常发生在以下哪些脏腑（ ）
    A. 肝　　　　B. 脾胃　　　　C. 女子胞　　　　D. 肺　　　　E. 心

3. 阳盛阴虚体质之人，病性易于发生何种转化（ ）
    A. 热化　　　B. 燥化　　　C. 寒化　　　D. 湿化　　　E. 出血

4. 阴液亏损会累及阳气的哪些变化（ ）
    A. 阳气被格拒在外　　　　B. 阳气郁滞不畅　　　　C. 阳气亢奋化火
    D. 阳气生化不足　　　　E. 阳气无所依附而散越

5. 由寒化热最常见的两种形式是（ ）
    A. 实寒证转化为虚热证　　　　B. 实寒证转化为实热证
    C. 虚寒证转化为虚热证　　　　D. 虚寒证转化为实热证
    E. 实寒证与实热证错杂

6. 精血不足多与哪两脏密切相关（ ）
    A. 心　　　B. 肺　　　C. 肝　　　D. 脾　　　E. 肾

（三）多项选择题

1. 基本病机包括（ ）
    A. 邪正盛衰　　　　B. 精气血失常　　　　C. 津液代谢失常
    D. 脏腑功能失调　　　　E. 阴阳失调

2. 以下属于气血关系失调的病机有（ ）。
    A. 气虚血瘀　　　B. 气血两虚　　　C. 气随血脱　　　D. 气不摄血　　　E. 气滞血瘀

3. 内风的临床表现可见（ ）。
    A. 眩晕　　　B. 筋惕肉瞤　　　C. 抽搐　　　D. 肢体麻木　　　E. 震颤

4. 临床虚证主要表现有（ ）
    A. 抗病能力低下　　　　B. 津血亏少功能衰弱　　　　C. 脏腑功能减退
    D. 经络功能减退　　　　E. 精气虚损功能减退

5. 影响疾病传变的因素有（ ）。
    A. 体质强弱　　　　B. 病邪的性质与强弱　　　　C. 病人精神状态
    D. 环境因素　　　　E. 治疗与护理方法

6. 气机失调会引起哪些病理变化（ ）。
    A. 水液停滞　　　B. 血瘀　　　C. 寒从中生　　　D. 气滞精瘀　　　E. 虚火内生

7. 导致出血的常见病机有（ ）。
    A. 血脉受寒　　　B. 食滞　　　C. 热入血脉　　　D. 气虚不摄　　　E. 痰湿阻滞

8. 阴虚容易形成的病变有（ ）

　　A. 阳热亢盛　　　　　　　B. 阴不制阳，阳亢化风　　　　C. 阴损及阳
　　D. 滋养不足的血燥津枯　　E. 阴不制阳，虚热内生

9. 血瘀病理状态的形成与下列哪些原因有关（　　）
　　A. 气滞　　　　B. 气虚　　　　C. 血寒　　　　D. 血热　　　　E. 痰湿

10. 痰饮凝聚多是由于下列哪些脏腑功能失调引起（　　　　）
　　A. 脾　　　　B. 肺　　　　C. 大肠　　　　D. 胆　　　　E. 心

二、填空题

1. 基本病机主要包括_____、_____、_____、_____。

2. 气滞可发生在多个脏腑，其中以_____、_____和_____多见。

3. 阴阳失调的病机变化主要有_____、_____、_____、_____和_____五种。

4. 血虚是指_____，_____，以致脏腑百脉、形体器官失养的病理状态。血虚证最常见的脏腑在_____与_____。

5. 外感病的传变形式主要有_____、_____、_____。

6. 正气不足是疾病发生的_____，邪气侵袭是疾病发生的_____。

7. 气机失调是指气的_____失常，临床常见病理变化有_____、_____、气陷、气闭和_____。

8. 火热内生的病机主要有四个方面，分别是_____、_____、_____和阴虚火旺。

三、是非判断题

1. "精气夺则虚"是指以正气虚损为主要表现的病证。（　　）

2. 疾病的传变与转归取决于正气与邪气的消长盛衰。（　　）

3. 阴阳格拒是阴阳失调中特殊的一类病机。（　　）

4. 气逆证多见于肺、肝、肾。（　　）

5. 风气内动就是由于邪热炽盛所致。（　　）

6. "火热内生"是由于阴虚、阴不制阳所致。（　　）

7. 阴盛格阳的病理本质是真热假寒证。（　　）

四、名词解释题

1. 虚
2. 实
3. 病机
4. 阴盛格阳
5. 阳盛格阴
6. 气滞血瘀

7. 内生五邪

8. 寒从中生

9. 风气内动

10. 因虚致实

五、问答题

1. 如何理解"邪气盛则实，精气夺则虚"？

2. 阴阳失调包括哪几种类型？其各种病机特点是什么？

3. 简述气血关系失调的常见病证类型。

4. 如何理解血瘀和瘀血的概念及关系。

5. 试述风气内动的机理及证型分类。

六．案例分析题

1. 张某，男，22岁。

症状：高热3天，体温39℃，头痛，咳嗽，咽喉肿痛，汗出身热，烦躁不寐，面赤，纳少腹胀，大便干结，小便黄，舌红，脉数有力。

根据以上资料分析并回答：

（1）据其邪正关系判断病证的虚实；

（2）据其阴阳盛衰判断病性的寒热。

2. 吕某某，男，9岁。

症状：高热2日，头痛呕吐，四肢抽搐，颈项强直，角弓反张，昏不知人，经医院抽脑脊液检查，诊断为流行性脑脊髓膜炎。治疗2日，未见好转，拟服中药，以冀万一。口紧未见舌苔，六脉细数无论。

根据以上资料分析并回答：

（1）该病为内生五邪中何者为患？

（2）分析其病机。

3. 汪某，女，35岁。初诊1961年1月。

症状：月经淋漓8年余，头晕目眩、耳鸣腰酸、盗汗、心悸、口干咽燥、纳减身倦，无腹痛。病于1952年开始，月经先期7～10天，量多。夹大血块2～3天，其后绵绵淋漓10～20天，经色有红转淡，几乎经年流血，曾多次住院未效。诊查：脉沉虚数，重按无力，苔薄白，舌质淡红中薄，面色苍白而浮。

根据以上资料分析并回答：

（1）判断其病证的虚实；

（2）据气血关系判断此证属何种病理改变？

4. 患者，男，6岁。1966年7月就诊。

症状：突然面颊肿大，迅即肿及全身，经医院诊为肾炎，在某医院治疗4个来月，肿仍时轻时重，病情未见好转。1967年3月，就诊于中医，查患儿仍然身肿，时气喘口渴、腹胀食差、小便量极少而色黄。服6剂中药后小便增多，身肿减轻；服至20剂，消肿如常人。

根据以上资料分析并回答：

（1）此病是因为水液代谢过程中哪些环节的障碍所致？

（2）主要涉及何脏腑功能失司？

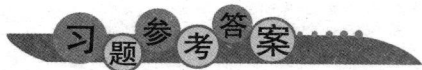

习题参考答案

一、选择题

（一）单项选择题

1. B　2. C　3. D　4. C　5. B　6. C　7. D　8. A　9. A　10. A　11. C　12. B　13. B　14. D　15. D

（二）双项选择题

1. CE　2. AE　3. AB　4. DE　5. BC　6. CE

（三）多项选择题

1. ABCE　2. ABCDE　3. ABCDE　4. ABCDE　5. ABCDE　6. ABD　7. CD　8. BCDE　9. ABCDE　10. AB

二、填空题

1. 邪正盛衰，阴阳失调，精气血失常，津液代谢失常
2. 肝，肺，脾胃
3. 阴阳偏胜，阴阳偏衰，阴阳互损，阴阳格拒，阴阳亡失
4. 血液不足，血的濡养功能减退，心，肝
5. 六经传变，三焦传变，卫气营血传变
6. 内在依据，重要条件
7. 气滞，气逆，气脱
8. 阳气亢盛化火，邪郁化火，五志过极化火

三、是非判断题

1. √　2. √　3. √　4. ×　5. ×　6. ×　7. ×

四、名词解释题

1. 虚：指正气不足，是以正气虚损为矛盾主要方面的一种病理状态。
2. 实：指邪气盛，是以邪气亢盛为矛盾主要方面的一种病理状态。

3. 病机：疾病发生、发展与变化的机理。病机是对疾病内在本质、规律性的认识，是防治疾病的依据。

4. 阴盛格阳：阴气偏盛至极，壅闭于里，寒盛于内，逼迫阳气浮越于外的一种病理状态。

5. 阳盛格阴：阳气偏盛至极，深伏于里，热盛于内，排斥阴气于外的一种病理状态。

6. 气滞血瘀：因气的运行郁滞不畅，导致血液运行障碍，出现血瘀的病理状态。

7. 内生五邪：指在疾病发展过程中，由于精气血津液和脏腑经络的功能失调，而产生的类似风、寒、湿、燥、火等外邪所致的病理现象，由于病起于内，故分别称为"内风"、"内寒"、"内湿"、"内燥"、"内火"，统称为内生"五邪"。

8. 寒从中生：机体阳气虚衰，温煦气化功能减退，虚寒内生，或阴寒之气弥漫的病理状态。又称"内寒"。

9. 风气内动：指在疾病发展过程中，因为阳盛或阴虚不能制阳，阳气亢逆变动而形成的一种病理状态，即"内风"。

10. 因虚致实：病证本来以正气亏损为矛盾主要方面的虚性病变，转变为邪气亢盛较突出的病变过程。

五、问答题

1. 答："邪气盛则实"是指以邪气亢盛为矛盾主要方面的一种病理状态，因邪正相搏剧烈、反应明显，故临床出现一系列病理反映比较剧烈的有余证候；"精气夺则虚"是指以正气亏损为矛盾主要方面的一种病理状态，因邪正斗争不剧烈、反应低下，故临床上出现一系列不足、衰退、虚弱的证候。

2. 答：包括五种类型，分别为：

（1）阴阳偏盛：阳偏胜——阳盛而阴未虚；阴偏胜——阴盛而阳未虚。

（2）阴阳偏衰：阳偏衰——阳气不足，阳不制阴，阴相对亢盛；阴偏衰——阴液不足，阴不制阳，阳相对亢盛。

（3）阴阳互损：阳损及阴——阳气虚损，累及阴液生化不足；阴损及阳——阴液不足，累及阳气生化不足或无所依附。

（4）阴阳格拒：阳盛格阴——阳气内郁，格阴于外；阴盛格阳——阴寒内盛，格阳于外。

（5）阴阳亡失：亡阳——阳气暴脱；亡阴——阴液突然大量耗竭。

3. 答：气滞血瘀——气的运行不畅导致血液运行障碍，出现血瘀；气虚血瘀——因气对血的推动无力而致血行不畅，甚则瘀阻不行；气不摄血——因气虚，统摄血液的功能减弱，血不循经，逸出脉外，而致出血；气随血脱——在大出血的同时，气无所附而随之急剧散脱，形成气血并脱；气血两虚——气虚和血虚同时存在。

4. 答：（1）概念：血瘀指血液运行迟缓，流行不畅，甚则血液停滞的病理状态；瘀血指体内血液停滞，包括离经之血积存体内或血运不畅，阻滞于经脉及脏腑内的病理产物。

（2）关系：血瘀是血行不畅所致，为病机概念，血瘀日久，易形成瘀血内生；瘀血是血瘀所致的病理产物，形成后又成为血瘀的原因，并加重血瘀的状态，为病因概念。

5. 答：（1）概念：是体内阳气亢逆变动而形成的以动摇不定为主要表现的一种病理状态。又可称"肝风内动"。

（2）机理：阳气亢逆变动，升动无制。

（3）证型分类：肝阳化风，热极生风，阴虚风动，血虚生风。

六．案例分析题

1.（1）实证；（2）热证。

2.（1）内风；（2）感染时疫，邪热炽盛，煎灼津液，筋脉失滋，热盛动风。

3.（1）虚证；（2）气血两虚。

4.（1）水液的输布与废液排泄障碍；（2）肺气宣降失司，水道通调失利。

第九章

防治原则

学习目的要求

一、掌握防治的基本概念和主要内容。
二、掌握治则的基本概念和主要内容 。
三、了解调理精、气、血、津液等治则。

学习内容指要

第一节 预 防

一、预防的概念

预先采取一定的措施，防止疾病的发生与发展。

《内经》谓之"治未病"，突显中医历来就重视预防的思想。包括未病先防与既病防变两方面。

二、预防的内容

（一）未病先防

1. 涵义

在疾病未发生之前，采取各种措施，做好预防工作，以防止疾病的发生。

由于疾病的发生关系到正邪两个方面，故未病先防必须从这两方面入手。

2. 措施

（1）针对正气：通过养性调神、调摄饮食、气功导引、针灸推拿、药物调养等，调节机体的阴阳气血，增强正气。

（2）针对邪气：通过顺应自然、避开邪气、环境卫生、药物预防等，有效防止病邪的侵袭。

（二）既病防变

1. 涵义

在疾病发生的初始阶段，力求做到早期诊断、早期治疗，以防止疾病的发展及传变。

2. 措施

（1）早期诊治——见微知著。
（2）防止传变——阻截病传途径、先安未受邪之地。

第二节　治　　则

中医治疗学，一般可分为治则与治法两大类。

一、治则与治法的基本概念

（一）治则的基本概念

治则，即治疗疾病所必须遵循的原则。

（二）治法的基本概念

治法是在一定的治则指导下，针对证候的不同所制定的具体治疗方法。

二、治则与治法的区别和联系

两者既有区别又有联系。

（一）区别

1. 治则是指导治疗方法的总则，具有概括性、普遍性。
2. 治法的针对性及可操作性较强，具有灵活性、多样性。

（二）联系

1. 治则是治法的纲领，治法从属于一定的治则。
2. 治则的确立要通过治法去体现，其是否正确也要通过治法去检验，并不断被修正和完善。

三、治则的总纲——治病求本

治病求本是中医治疗疾病的主导思想，是辨证论治的根本原则，是整体观念与辨证论治在治疗观中的体现。

四、治则的主要内容

（一）正治与反治

1. 正治

（1）概念：采用与疾病证候性质相反的方药而治的一种治疗原则。由于采用的方药与疾病性质相逆，故又称"逆治"。

（2）适用范围：适用于疾病征象与本质相一致的病证。

（3）临床应用

寒者热之——寒性病证表现寒象，用温热性质的方药来治疗。

热者寒之——热性病证表现热象，用寒凉性质的方药来治疗。

虚则补之——虚性病证表现虚象，用补益扶正的方药来治疗。

实则泻之——邪实病证表现实象，用攻邪泻实的方药来治疗。

2. 反治

（1）概念：顺从病证外在假象而治的一种治疗原则。由于采用的方药性质与病证假象的性质相同，故又称"从治"。

（2）适用范围：适用于疾病征象与其本质不完全一致的病证。

（3）临床运用

热因热用——即以热治热。用热性药物来治疗具有假热征象的寒盛病证，适用于阴盛格阳的真寒假热证。

寒因寒用——即以寒治寒。用寒性药物来治疗具有假寒征象的阳盛病证，适用于阳盛格阴的真热假寒证。

塞因塞用——即以补开塞。用补益药物来治疗具有闭塞不通症状的虚证，适用于因虚而出现闭塞症状的真虚假实证。

通因通用——即以通治通。用通利的药物来治疗具有通泄症状的实证，适用于因实邪内阻而出现通泄症状的真实假虚证。

（二）治标与治本

1. 概念

标和本是一个相对的概念，有多种含义。标与本关系常用来概括说明事物的现象与本质，在中医学中常用来概括病变过程中矛盾的主次先后关系（表 9 - 1）。

表 9 - 1 标本涵义区分表

	正邪	病位	病因、症状	现象本质	疾病先后
标	邪	体表	症状	现象	新病、继发病
本	正	体内	病因	本质	旧病、原发病

2. 临床应用

一般而言，治病总以"治本"为要。但由于疾病的复杂多变，某些情况下标本主次可发生转移，治疗的重点、先后也当随之进行调整。

（1）急则治标：是在标病比较急重，可能危及生命或影响对本病治疗时所采取的法则。属于一种应急性治疗，待标病缓解后仍当从本而治。

（2）缓则治本：是在标症并不急重时，针对疾病本质所采取的法则。对慢性病和急性病恢复期的治疗有指导意义，病本既除，标象亦解。

（3）标本兼治：是在标症、本病并重时，所采取的标本兼治的法则，以达到相辅相成之功效。

（三）扶正与祛邪

1. 概念

（1）扶正：即扶助正气，增强体质，提高机体的抗邪能力。

（2）祛邪：即祛除病邪，消解其侵袭与损害、抑制其亢奋有余的病理反应。

2. 运用

（1）单独运用

扶正：适用于以正气虚为主要矛盾，而邪气不盛的虚性病证。扶正多用补虚的方法。

祛邪：适用于以邪气实为主要矛盾，而正气不衰的实性病证。祛邪多用泻实的方法。

（2）同时运用

扶正兼祛邪：适用于以正虚为主的虚实夹杂证。

祛邪兼扶正：适用于以邪实为主的虚实夹杂证。

注意：扶正祛邪兼用时，必须做到"扶正不留邪，祛邪不伤正"。

（3）先后运用

先扶正后祛邪：适用于正虚为主的病证，虽有实邪但正虚而不耐攻伐者，故先补后攻。

先祛邪后扶正：适用于邪盛为主的病证，兼扶正反会助邪；或邪盛而正虚不甚的病证，正气尚耐攻伐，故先攻后补。

（四）调整阴阳

1. 概念

调整阴阳的偏盛偏衰，恢复阴阳的相对平衡。

2. 临床运用

（1）损其有余：对于阴或阳的一方过盛有余的病证，采用"损其有余"的方法治之。

泻其阳盛——对阳热亢盛的实热证，采用清泄阳热的方法治疗，此乃"热者寒之"。

损其阴盛——对阴寒内盛的寒实证，采用温散阴寒的方法治疗，此乃"寒者热之"。

（2）补其不足：对于阴或阳的一方虚损不足的病证，采用"补其不足"的方法治之。

①阴阳互制之调补阴阳

滋阴以制阳——适用于阴虚阳亢的虚热证（"壮水之主以制阳光"，又称阳病治阴）。

扶阳以制阴——适用于阳虚阴盛的虚寒证（"益火之源以消阴翳"，又称阴病治阳）。

②阴阳互济之调补阴阳

阴中求阳——治疗阳偏衰时，在扶阳剂中适当佐以滋阴药，以促进阳气的化生。

阳中求阴——治疗阴偏衰时，在滋阴剂中适当佐以温阳药，以促进阴液的化生。

③阴阳互补之调补阴阳

阴阳两虚——阳虚为主者在温阳基础上辅以滋阴；阴虚为主者在滋阴基础上辅以温阳。

④回阳救阴之调补阴阳

阴阳双亡——亡阳者回阳以固脱；亡阴者救阴以固脱。

（五）调理精气血津液

1. 调精

（1）填精：用于肾精亏虚所致生长发育、生殖机能障碍等，以填精补髓法治疗。

（2）固精：用于肾气不固所致滑精、遗精、早泄等，以益肾摄精法治疗。

2. 调气

（1）补气：用于单纯的气虚证。在调补与气相关的脏腑时，尤重脾胃。

（2）调理气机：用于气机失调的病证。针对气机紊乱的不同证候，顺应脏腑气机的升降规律，调理气机紊乱的病理状态。

3. 调血

（1）补血：用于单纯的血虚证。因脾胃为气血生化之源，在调治相关脏腑时，尤重脾胃。

（2）调理血运：用于血运失常所致的血瘀与出血等，施以相应的调理方法。

4. 调理津液

（1）滋养津液：用于津液不足之证。

（2）祛除水湿痰饮：用于水湿痰饮之证。

5. 调理精气血津液的关系

（1）调理气与血的关系

①气虚及血

气虚生血不足致血虚——补气为主，辅以补血或气血双补。

气虚行血无力致血瘀——补气为主，佐以活血化瘀。

气机郁滞致血瘀——行气为主，佐以活血化瘀。

气不摄血导致出血——补气以摄血。

②血病及气

血虚致气虚——养血为主，辅以益气。

气随血脱——益气固脱以止血。

（2）调理气与津液的关系

①气虚及津

气虚致津液化生不足——补气生津。

气不行津而成水湿痰饮——补气、行气以行津。

气不摄津而致津液丢失——补气以摄津。

②津伤及气

津停致气阻——治水湿痰饮时辅以行气导滞。

津泄致气脱——在摄津补津时以益气固脱。

（3）调理气与精关系

气滞致精阻而排出障碍，宜疏利精气；精亏不化致气虚或气虚不化致精亏，宜补气填精并用。

（4）调理精血津液的关系

①据"精血同源"

血虚者——补血时也可填精补髓；

精亏者——填精补髓时也可补血。

②据"津血同源"

津血亏少者——治以补血养津；

津枯血燥者——治以养血润燥。

（六）三因制宜

1. 因时制宜

（1）概念

根据不同时令的气候特点，来制定适宜的治疗原则。

（2）运用

例：春夏，人体肌肤疏松而多汗，慎用辛温发散药；秋冬，人体肌肤致密，阳气内敛，少用苦寒伤阳药。

2. 因地制宜

（1）概念

根据不同的地域环境特点，来制订适宜的治疗原则。

（2）运用

例：西北地区，地势高而寒冷，易患风寒，治以辛温；东南地区，地势低而温热，易患风热，治以辛凉。

3. 因人制宜

（1）概念

根据病人年龄、性别、体质等不同特点，来制订适宜的治疗原则。

（2）运用

①因年龄制宜

老人多虚——宜补慎攻；

小儿患病易虚易实，变化较快——慎补忌峻攻，药量宜轻。

②因性别制宜

女子以肝为先、以血为用——应注意经、带、胎、产等疾患，采用适宜的治法。

男子以肾为先、以精为要——应注意精室及性功能障碍等病患，宜在调肾基础上辨证治疗。

③因体质制宜

阳盛阴虚之体慎用温热药，阳虚阴寒之体慎用寒凉药；体质强者多用攻法，体弱者多用补法。

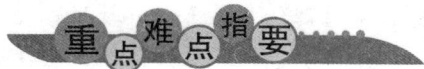

重点难点指要

一、重点

（一）治未病

"治未病"是中医学重要的防治思想。

"治未病"的第一层次，是在人未发病之前，采取积极的措施以防疾病发生，即"未病先防"；"治未病"的第二层次，是在发病之后，医者据疾病发生、发展、传变规律，采取有效的治疗手段，阻止其传变，控制其发展，避免其恶化，即"防微杜渐""既病防变"。所以，"治未病"包含了预防为主和及时治疗的双重精神，是防病与治病的最佳结合。

学习中医学的"治未病"，要辩证地掌握"未病先防"与"既病防变"两者之间的关系，灵活地运用于疾病防治的医疗实践。

（二）治病求本

《素问·阴阳应象大论》曰："治病必求于本"，这是中医治疗疾病的根本原则，是中医治疗体系中的最高层次，对其他各种治则具有统领指导作用。

本，即本质、本原。进一步推求"本"的含义，应该有如下几方面：一是病因，先其所因；二是病性，本于阴阳；三是病机，谨守病机。也就是说，"本"是疾病本质的高度概括，是病因、病位、病性、病机与邪正关系（或称病势）的综合，反映了疾病内在病理变化的实质。

实际上，"治病求本"是中医辨证论治精神的体现和运用，其核心是透过疾病的现象看本质，抓住主要矛盾，给予正确的治疗，从根本上解决问题。

二、难点

（一）正治与反治的异同点

1. 相同点：二者都是针对疾病的本质而治，同属于治病求本的范畴。

2. 不同点：适应证不同，方法有逆从之分。

正治是正规、常规的治疗方法，适用于病变本质与其外在表现相一致的病证；反治是变异、非常规的治疗方法，适用于病变本质与外在表现不相一致的病证。

从表面上看，反治法似乎与正治法不同。但从本质上看，反治法与正治法并非两样，皆以治病求本为核心。

（二）"治病求本"之本与"标本"之本的区别

"治病求本"之本与"标本"之本不是同一层次上的概念。

"治病求本"之本含义明确而单纯，指能决定疾病病理变化规律的内在本质。

"标本"之本与标是一个相对的概念，随着运用范围的不同而具有多种含义。其基本精神是从复杂多变的病症中，区分轻重缓急，确定治疗上的先后主次。体现了处理疾病过程中各种矛盾的灵活方法，体现了重点突出、措施有节的治疗步骤。

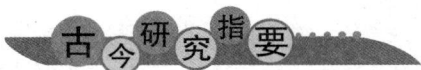

古今研究指要

一、中医"治未病"理论的研究

中医"治未病"的理论源于《内经》。《素问·四气调神大论》曰："圣人不治已病治未病"，是对"未病先防"概念的界定；《灵枢·逆调》曰："上工，刺其未生者也；……上工治未病"，是对"既病防变"概念的界定。"治未病"的精神散见于《内经》各篇，拓展与延伸至发病学、病传学、养生学等多方面。

后世医家不断地充实和运用"治未病"的理论。张仲景主张无病重防，提出在健康状态下，可通过摄生以防病，使病邪"无由入其腠理"；一旦发病，就应做到既病防变，而且还将顾护脾胃作为慎治防变的关键环节。孙思邈从养生防病和欲病早治研究治未病，在《千金要方》中记载了系统、丰富的养生延年方法。朱丹溪将"治未病"视为"医家之法"，强调医生在掌握摄生防病中的职责和作用。张景岳认为治未病可及时地将疾病消除在萌芽状态，能收到事半功倍的效果。清代温病学家将治未病思想贯穿于温病防止传变及治疗的过程之中。

"治未病"是中医学的健康观，也是中医学奉献给人类的健康医学模式。随着社会的发展，人类生活水平的提高，人们对健康与疾病的认识逐渐深入，疾病医学正向着健康医学转变，"治未病"的意义也就越显突出，其重要性体现在促进和维护国民健康、降低医疗费用、促进经济社会发展、促进中西医结合等众多方面，使之成为新世纪人类医学最受关注的重大命题之一。

二、中医治则理论的研究

中医治则是从《素问·移精变气论》"治之大则"演化而来的，《内经》中大量、丰富的治则理论，是对治疗规律的认识和总结，是治病必须遵循的基本原则，历经千年仍广泛而有效地指导着临床实践。

中医治则是在天人相应思想、整体观念、阴阳五行学说、藏象学说、发病学说、体质学说等指导下确立的，所以研究治则离不开整个中医理论体系的大框架。

（一）调和阴阳是目的

因为"阴阳失调"是疾病总的病机变化，"调和阴阳"自然就成为治疗疾病的总原则，其目的在于使人体阴阳恢复平衡，《素问·至真要大论》提出"谨察阴阳所在而调之，以平为期"，体现了治求中和的精神。

（二）五行生克求协调

根据五行的相生规律，《难经·六十九难》确立了"虚则补其母，实则泻其子"的治则；根据五行的相克规律，后世医家创制了抑强扶弱的治则，通过这些来协调五脏系统的动态平衡和循环运动。

（三）调理脏腑是关键

疾病发生的关键部位在于脏腑，是脏腑功能与气血阴阳的失调，治疗疾病、处方用药最终必须落实到脏腑。调理脏腑包括调理其自身的功能、阴阳的平衡、精血的盈亏、气机的升降等，还要注意调理脏腑之间的关系。

（四）扶正祛邪是准则

疾病的发生有正气不足与邪气侵犯两方面的原因，基于二者在发病过程中的作用，扶正祛邪就成为中医治疗的准则。通过补益气、血、阴、阳及脏腑之虚，来扶助正气，通过攻伐来祛除病邪、消除病因，终使正气恢复，疾病痊愈。

（五）因时因地为特点

疾病的发生与自然环境密切相关，许多疾病具有季节性和区域性的特点，所以根据气候变化、地理因素等制定适宜的治法，是中医治疗学的特点。

（六）体质差异是依据

发病与否取决于体质强弱，既病后的临床表现与发展趋势、预后也与体质有关，故体质是治疗的重要依据，考虑病人的个体差异、按体质治疗也就成为中医治疗学的特色。

课后习题训练

一、选择题

（一）A 型选择题（单项选择）

1. 下列内容中除何项外均属治则的内容（　　）
   A. 正治与反治　　B. 治标与治本　　C. 扶正祛邪　　D. 调整阴阳　　E. 调理脾胃

2. 就病变过程中矛盾主次关系而言，其标本之划分，下列何项表述为错（　　）

　　A. 正气为本，邪气为标　　　　　　B. 病因为标，症状为本

　　C. 先病为本，后病为标　　　　　　D. 原发病为本，继发病为标

　　E. 脏腑病为本，肌表经络病为标

3. 素体气虚，抗病力低下，反复感冒，治之以益气解表，以标本先后缓急治则言之，属于下列中哪一项（　　）

　　A. 急则治其标　　　　　　B. 本急则先治其本　　　　　　C. 缓则治其本

　　D. 本缓则先治其标　　　E. 标本兼治

4. 使用"急则治标"治则的是（　　）

　　A. 阴虚咳嗽　　　B. 持续低热　　　C. 大小便不通　　　D. 慢性胃痛　　　E. 下肢水肿

5. 热性病变出现热象，用寒凉药来治疗，此可概括为下列哪一项（　　）

　　A. 用热远热　　　B. 用寒远寒　　　C. 逆者正治　　　D. 热者寒之　　　E. 寒者热之

6. 寒因寒用，系指采用寒凉性质的药物来治疗下列哪一病证（　　）

　　A. 寒证　　　B. 虚寒证　　　C. 真热假寒证　　　D. 真寒假热证　　　E. 寒热错杂证

7. 对热因热用的表述，下列何项为错（　　）

　　A. 用热性药物治疗真寒假热之证　　　　　　B. 用热性药物治疗阴盛格阳之证

　　C. 用温热药物应尽量避免在炎热季节使用　　D. 所采用方药的性质顺从疾病的假象

　　E. 实质上仍是逆其证候性质而治的治法

8. 虚损病变出现闭塞不通的征象，用补益方药来治疗，可概括为（　　）

　　A. 虚则补之　　　B. 补其不足　　　C. 攻补兼施　　　D. 塞因塞用　　　E. 补虚泻实

9. 病人正虚邪实而正气不耐攻伐，此时应采取的治则是（　　）

　　A. 扶正　　　B. 祛邪　　　C. 祛邪扶正兼用　　　D. 先祛邪后扶正　　　E. 先扶正后祛邪

10. 下列哪项不属于扶正治则指导下确定的治法（　　）

　　A. 发汗　　　　　　B. 滋阴　　　　　　C. 养血　　　　　　D. 益气　　　　　　E. 扶阳

11. "壮水之主，以制阳光"是指（　　）

　　A. 以阳中求阴之法调整阴阳偏衰　　　　　　B. 以阴中求阳之法调整阴阳偏衰

　　C. 以泻热之法，调整阳的偏盛　　　　　　D. 以补阴之法，治疗阴虚阳亢之证

　　E. 以补阳之法，治疗阴虚阳亢之证

12. 治疗阴偏衰时，在滋阴剂中适当佐用扶阳药，使"阴得阳升而泉源不竭"，这可概括为下列哪一项（　　）

　　A. 阴阳并补　　　B. 阴中求阳　　　C. 阳中求阴　　　D. 扶阳消阴　　　E. 滋阴制阳

13. 亡阴的主要原因是机体内的阴气大量亡失，治宜采取下列哪一项（　　）

　　A. 滋阴制阳　　　B. 扶阳消阴　　　C. 回阳救逆　　　D. 救阴固脱　　　E. 阴中求阳

14. 阴盛格阳所致的真寒假热证，治宜取下列哪一项（　　）

　　A. 损其有余　　　B. 阳中求阴　　　C. 滋阴制阳　　　D. 温阳散寒　　　E. 清泻阳热

（二）B 型选择题（单项选择）

　　A. 壮水之主，以制阳光　　　B. 益火之源，以消阴翳　　　C. 阴中求阳

D. 从阳引阴　　　　　　E. 阴阳并补

15. 阴阳两虚证宜（　　）
16. 阴虚阳亢证宜（　　）

　　A. 热因热用　　B. 寒则泻之　　C. 热者寒之　　D. 寒者热之　　E. 虚则补之

17. 属于反治的是（　　）
18. 属于从治的是（　　）

　　A. 扶正　　B. 祛邪　　C. 扶正兼祛邪　　D. 先扶正后祛邪　　E. 先祛邪后扶正

19. 正虚不甚，邪势嚣张，正气尚能耐攻者应用以上哪一种治法（　　）
20. 正虚为主的虚实夹杂证应用以上哪一种治法（　　）

（三）X 型选择题（多项选择）

21. "因人制宜"，主要是根据下列哪些人的不同特点来考虑治疗用药的原则（　　）
　　A. 饮食偏嗜　　B. 性别　　C. 劳逸损伤　　D. 年龄　　E. 体质

22. 下列哪些属于阳偏衰的治法（　　）
　　A. 阴病治阳　　　　　　B. 益火之源，以消阴翳　　　　　　C. 扶阳以抑阴
　　D. 阴中求阳　　　　　　E. 温散阴寒

23. 下述何种情况应先祛邪后扶正（　　）
　　A. 邪盛为主，正虚为次　　　　　　　　B. 正虚为主，邪实为次
　　C. 正虚不甚而邪势方张，正气尚能耐攻　　　　D. 实证
　　E. 虚实皆甚而正气不耐攻伐者

24. 从治适应于（　　）
　　A. 脾虚腹胀　　　　　　B. 肾虚尿闭　　　　　　C. 肺虚多汗
　　D. 瘀血所致的崩漏　　　　E. 阴盛格阳证

25. 下列应先治其标的病症是（　　）
　　A. 剧痛　　　　　　B. 大出血不止者　　　　　　C. 肝病基础上腹水严重
　　D. 食积所致腹满者　　　　E. 尿闭

26. 体魄锻炼可达到（　　）
　　A. 促进血行流畅　　　　B. 强壮肌肉筋骨　　　　　　C. 使脏腑功能旺盛
　　D. 借形动以济神静　　　　E. 保精以护肾

27. "阴胜则阳病"所表现的证候，在治疗上宜采取下列哪些方法（　　）
　　A. 清泻阳热　　B. 温散阴寒　　C. 佐以滋阴　　D. 佐以扶阳　　E. 阴阳并补

28. 下列哪项属于阴阳互制的调补阴阳方法（　　）
　　A. 益火之源，以消阴翳　　　　B. 壮水之主，以制阳光　　　　C. 阳病治阴
　　D. 阴病治阳　　　　　　　　E. 阴阳双补

29. 通因通用的治法适用于（　　）

A. 中气下陷所致腹泻   B. 食积腹泻   C. 肾气不固所致小便清长

D. 瘀血引起的出血   E. 膀胱湿热的尿频、尿急

二、填空题

30. 治则在临床上的运用，体现了高度的_____性和_____性。

31. 正治与反治都是针对疾病的_____而治的，同属于_____的范畴。

32. 既病防变，包括_____、_____。

33. 扶正，在单独运用时，适用于_____或_____。

34. 扶正于祛邪的同时使用，又称_____，适用于_____的病证。

35. 阴阳偏盛的治疗原则为_____，又称_____。

36. 扶正适用于_____或_____的病症。

37. 扶正祛邪治则在运用时应注意扶正_____，祛邪_____。

38. 根据阴阳互根原理，治疗阳偏衰时，在补阳剂中适当佐用滋阴药，称为_____；治疗阴偏衰时，在滋阴剂中佐用补阳药称为_____。

39. 调气的主要内容，包括_____和_____。

40. 反治法有_____、_____、_____、_____。

41. 三因制宜包括_____、_____和_____。

42. 根据因时制宜原则，春夏不宜过用_____药，秋冬当慎用_____药。

三、名词解释

43. 因时制宜

44. 治法

45. 正治

46. 寒者热之

47. 热因热用

48. 塞因塞用

49. 祛邪

50. 阳病治阴

51. 阳中求阴

四、判断并纠错题

52. 辨证是确立治则的前提和基础。（　　）

53. 攻补兼施治则适用于虚实夹杂证。（　　）

54. 气虚致血虚者，应以补气为主，辅以补血。（　　）

55. 未病先防主要从防止病邪的侵害入手。（　　）

56. 阴病治阳适用于虚寒证。（　　）

57. 血病，多从肾论治。（　　）

58. 血虚导致的闭经，可采用"活血化瘀"的正治法治疗。（ ）
59. 实热所致的便秘可采用反治法。（ ）
60. 对于阴阳格拒的治疗当采用实者泻之法。（ ）
61. 三因制宜是针对不同病因而治疗的法则。（ ）

五、问答题

62. 何谓反治，包括哪些内容？
63. 正治与反治有何异同？
64. 为何治病时要三因制宜？
65. 如何根据疾病的标本主次而定其先后缓急？
66. 扶正祛邪的运用原则是什么？

六、论述题

67. 试述扶正祛邪的具体运用。
68. 如何做到防止疾病传变？
69. 试述标本的内涵及治标与治本的缓急取舍。
70. 试述你对调气与调血治则的理解。
71. 试述你对因时制宜与因地制宜治则的理解。
72 试述你对因人制宜治则的理解。

七、案例分析

1. 李某某，男，30 岁。1992 年 9 月初诊。

口腔黏膜糜烂 1 周，灼热疼痛，口腔科诊断为"急性口腔炎"，采用西医多种治疗方法未效，又服中药清热泻火之剂，症状有增无减。诊时上腭剧痛如灼，语言及进食困难，日不能食，夜不能眠，痛苦难忍。望口腔黏膜糜烂成片，覆盖黄色膜状物，舌质偏红，苔黄根腻，一派热盛之象。但仔细询问观察病况，患者有慢性胃病史，时常胃脘隐痛，喜热饮，大便溏薄，1 天 2～3 次，形寒肢冷，面色苍白。脉沉细而缓。治拟温中健脾，用理中汤加味治疗，服药 2 剂后，口腔疼痛大减，黏膜溃烂大部分已愈，可以进食与睡眠，胃脘痛已止，大便亦转实。原方加减再服 2 剂，口疮痊愈。

问题：

（1）为什么口腔糜烂用清热药治疗会加重，而用温热药治疗速获奇效？
（2）医生采用的是什么治疗原则和方法？

2. 郑某某，男，22 岁。

症状：外感时邪，高热神糊、手足厥冷如冰，且时时索水喝，睡则呓语频作。切其脉洪大任按，视其舌质绛而苔黄，问其二便，尚皆通顺，唯小便色黄。治以辛寒重剂，佐以芳开。处方：生石膏 30g，知母 9g，甘草 6g，粳米一大撮，广犀角 3g，菖蒲 3g，连翘心 3g，郁金 3g。此方共服 2 剂，则热退厥回，病愈而安。

问题：

（1）根据阴阳格拒病机辨别此病证的寒热。

（2）医生采用的是什么治疗原则和方法？

3. 杨某，男，66岁。初诊：1976年2月23日。

症状：尿频尿少，排尿艰涩不畅。伴少腹坠胀、腰酸膝软、神疲乏力、纳呆失眠，病起已有半年。脉虚大无力，苔薄白质胖。治法：补益肾气，升清降浊。

问题：

（1）辨别此证的虚实真假。

（2）医生采用的是什么治疗原则和方法？

4. 范某，男，51岁。初诊：1990年5月10日。

症状：数日来连续赴宴饮酒，又过于劳累，自昨日上午起，咽干、腹中不适、矢气频繁，每矢气则有黏液从肛门流出，其状如油，如厕又无粪便排出，仅流出少量液体，已2日未解大便。舌苔薄黄腻，脉弦滑略数。医生予其牛黄解毒丸，3次/日，1丸/次，清茶送服，忌辛辣油腻食物。药后大便得下，诸症皆除。

问题：

（1）辨别此证的虚实真假。

（2）医生采用的是什么治疗原则和方法？

习题参考答案

一、选择题

（一）A型选择题（单项选择）

1. E　2. B　3. E　4. C　5. D　6. C　7. C　8. D　9. E　10. A　11. D　12. C　13. D　14. D

（二）B型选择题（单项选择）

15. E　16. A　17. A　18. A　19. E　20. C

（三）X型选择题（多项选择）

21. BDE　22. ABCD　23. AC　24. ABDE　25. ABCE　26. ABCD　27. BD　28. ABCD　29. BDE

二、填空题

30. 原则性，普遍性

31. 本质，治病求本

32. 早期诊断，防止传变

33. 虚证，真虚假实证

34. 攻补兼施，虚实夹杂

35. 损其有余，实则泻之

36. 虚证，真虚假实

37. 不留邪，不伤正

38. 阴中求阳，阳中求阴

39. 补气，调理气机

40. 热因热用，寒因寒用，塞因塞用，通因通用

41. 因时制宜，因地制宜，因人制宜

42. 辛温发散，寒凉

三、名词解释

43. 因时制宜：根据时令气候节律特点，来制订适宜的治疗原则，称为"因时制宜"。

44. 治法：是在一定治则指导下制订的针对疾病与证候的具体治疗大法及治疗方法。

45. 正治：是指采用与疾病的证候性质相反的药物来治疗的一种治疗原则。由于采用的方药与疾病证候性质相逆，如热证用寒药，故又称"逆治"。

46. 寒者热之：是指寒性病证出现寒象，用温热方药来治疗。

47. 热因热用：是指用热性药物来治疗具有假热征象的寒性病证，适用于阴盛格阳所致的真寒假热证。

48. 塞因塞用：是指用补益药物来治疗具有闭塞不通症状的虚性病证。适用于因正气虚衰而出现闭塞不通症状的真虚假实证。

49. 祛邪：即祛除邪气，消解病邪的侵袭和损害，抑制亢奋有余的病理反应。适用于各种实证，即所谓"实则泻之"。

50. 阳病治阴：语出《素问·阴阳应象大论》，是一种针对虚热性病证的治法。"阳病"，即是虚热证。因虚热证的病机是阴气虚衰不能制阳而致阳气相对亢盛，故治宜滋阴以抑阳，即王冰所谓"壮水之主，以制阳光"。

51. 阳中求阴：是根据阴阳互根互用理论而设的一种治法，即在补阴的基础上适当配以补阳药，使"阴得阳升而泉源不竭"，适用于阴偏衰的虚热证。

四、判断并纠错题

52. √　53. √　54. √　55. ×（增强人体正气）　56. √　57. ×（多从心肝脾论治）
　58. ×（"养血调经"的反治法或回答"以补开塞"的反治法）　59. ×（正治法）　60. ×（寒因寒用、热因热用法治之）　61. ×（时令气候、地域、个体性别年龄体质等不同）

五、问答题

62. 答：反治是指顺从病证的外在假象而治的一种治疗法则。由于采用的方药性质与病

证中假象的性质相同，故又称"从治"。反治法适用于疾病的征象与其本质不完全吻合的病证。反治法主要包括热因热用，寒因寒用，塞因塞用，通因通用。

63. 答：正治与反治的相同之处，都是针对疾病的真相、本质而治，故同属于治病求本的范畴。不同之处在于，正治适用于病变本质与其外在表现相一致的病证，而反治则适用于病变本质与临床征象不完全一致的病证。

64. 答：人是自然界的产物，自然界天地阴阳之气的运动变化与人体是息息相通的，因此人的生理、病理变化必然受着诸如时令气候节律、地域环境等因素的影响，同时患者的性别、年龄、体质等个体差异，也对疾病的发生、发展与转归产生一定的影响。因此在治疗疾病时，就必须根据这些具体因素作出分析，区别对待，从而制订出适宜的治法与方药，即所谓因时、因地和因人制宜。

65. 答：掌握疾病的标本，就能分清主次，抓住治疗的关键。在复杂多变的疾病过程中，常有标本主次的不同，因而治疗上就有先后缓急之分：①缓则治本，多用在病情缓和，病势迁延，暂无急重病状的情况下采用。②急则治标，病证急重时的标本取舍原则是标病急重，或标病虽不危急，但若不先治则影响本病整个治疗方案实施时，则当先治、急治其标。③标本兼治，当标本并重或标本均不太急时，当标本兼治。

66. 答：扶正祛邪在运用上要掌握好以下原则：①攻补应用合理，扶正用于虚证，祛邪用于实证；②把握先后主次，对虚实错杂证，应根据虚实的主次与缓急，决定扶正祛邪运用的先后与主次；③应注意扶正不留邪，祛邪不伤正。

六、论述题

67. 答：具体运用如下：

单用扶正：适用于正气不足而邪气已退的虚证或真虚假实证。单用祛邪：适用于邪气亢盛而正气未衰的实证或真实假虚证。

扶正与祛邪兼用：即攻补兼施，适用于虚实夹杂的病证。①扶正兼祛邪：即扶正为主，辅以祛邪，适用于以正虚为主的虚实夹杂证。②祛邪兼扶正：即祛邪为主，辅以扶正，适用于以邪实为主的虚实夹杂证。

扶正与祛邪先后运用：也适用于虚实夹杂证，主要是根据虚实的轻重缓急而变通使用。①先扶正后祛邪：即先补后攻。适用于正虚为主，机体不能耐受攻伐者。②先祛邪后扶正：即先攻后补。适应于以下两种情况：一是邪盛为主，兼扶正反会助邪；二是正虚不甚，邪势方张，正气尚能耐攻者。

68. 答：防止传变，是指在掌握疾病的发生发展规律及其传变途径的基础上，早期诊断与治疗以防止疾病的发展。防止传变包括阻截病传途径与先安未受邪之地两个方面。①阻截病传途径：疾病一般都有其一定的传变规律和途径。如伤寒病的六经传变，病初多在肌表的太阳经，病变发展则易往它经传变，因此，太阳病阶段就是伤寒病早期诊治的关键，在此阶段的正确有效的治疗，是防止伤寒病病势发展的最好措施；②先安未受邪之地：以五行的生克乘侮规律、五脏的整体规律、经络相传规律为指导。如脏腑有病，可根据不同病变的传变规律，实施预防性治疗，当可控制其病理转变。

69. 答："本"和"标"是相对而言的，标本关系常用来概括说明事物的现象与本质，在中医学中常用来概括病变过程中矛盾的主次关系。作为对举的概念，在不同情况下"本"和"标"所指不同。如就邪正而言正气为本，邪气为标；就病机与症状而言，病机为本，症状是标；就疾病先后而言，旧病、原发病为本，新病、继发病是标；就病位而言，脏腑精气病为本，肌表经络病为标等。在复杂多变的疾病过程中，常有标本主次的不同，因而治疗上就有先后缓急之分。①缓则治本：缓则治其本，多用在病情缓和，病势迁延，暂无急重病状的情况下。此时必须着眼于疾病本质的治疗。如痨病肺肾阴虚之咳嗽，肺肾阴虚是本，咳嗽是标。故治疗不用单纯止咳法来治标，而应滋养肺肾以治本，本病得愈，咳嗽也自然会消除。②急则治标：病证急重时的标本取舍原则是标病急重，或标病虽不危急，但若不先治则影响本病整个治疗方案实施时，则当先治、急治其标。如大出血病人，由于大出血会危及生命，故不论何种原因的出血，均应紧急止血以治标，待血止，病情缓和后再治其病本。③标本兼治：当标本并重或标本均不太急时，当标本兼治。如在热性病过程中，热盛伤津耗阴，邪热里结为本，津液与阴气受伤为标，治当泻热攻下与滋阴增液通便同用，所谓"增水行舟"之法。总之，病证之变化，有轻重缓急、先后主次之不同，因而标本的治法运用也就有先后与缓急，单用或兼用的区别。区分标病与本病的缓急主次，有利于从复杂的病变中抓住关键，做到治病求本。

70. 答：调气包括补气与调理气机两部分内容：①补气：用于较单纯的气虚证。由于气的生成来源于肾之先天之精所化的元气、脾胃化生的水谷之精所化的谷气以及由肺吸入的自然界的清气，因此，补气多为补益肺、脾、肾。又由于卫气、营气、元气与宗气的化生或充养多与脾胃化生的谷气有关，故尤为重视对脾气的补益。②调理气机：用于气机失调。气机失调的病变主要有气滞及气机升降出入失常而致的气逆、气陷、气闭、气脱等。治疗时气滞者宜行气，气逆者宜降气，气陷者宜补气升气，气闭者宜顺气开窍通闭，气脱者则宜益气固脱。另外还须注意顺应脏腑气机的升降规律，如脾气主升清，肝气主升发，治多升气；胃气主降浊，肺气主肃降，治多降气。调血包括补血与调理血运两个方面：①补血：用于单纯的血虚证。由于血源于水谷精微的"化赤"，与脾胃、心、肝、肾等脏腑的功能密切相关。因此，补血时，应注意同时调治这些脏腑的功能，其中又由于"脾胃为后天之本，为气血生化之源"，故尤为重视对脾胃的补益。②调理血运：血运失常的治疗分别为：血瘀者宜活血化瘀；血寒者宜温经散寒行血；血热者宜清热凉血；出血者宜止血。且须据出血的不同病机而施以清热、补气、活血等。

71. 答：因时制宜：根据时令气候节律特点，来制订适宜的治疗原则，称为"因时制宜"。因时之"时"，一是指自然界的时令气候特点，二是指年、月、日的时间变化规律。如夏季炎热，自然界阳气旺，人亦应之，机体当此阳盛之时，腠理疏松开泄，易于汗出，若感受风寒而致病，辛温发散之品亦不宜过用，免致伤津耗气或助热生变；至于寒冬时节，自然界阴寒大盛，人体阴盛而阳气内敛，腠理致密，同是感受风寒，则辛温发表之剂用之无碍；但此时若病热证，则当慎用寒凉之品，以防损伤阳气。

因地制宜：根据不同的地域环境特点，来制订适宜的治疗原则，称为"因地制宜"。如我国东南一带，气候温暖潮湿，阳气容易外泄，人们腠理较疏松，易感外邪而致感冒，且一般以风热居多，故常用桑叶、菊花、薄荷一类辛凉解表之剂；即使外感风寒，也少用麻黄、桂枝等温性较大的解表药，而多用荆芥、防风等温性较小的药物，且分量宜轻。而西北地区，气候寒燥，阳气内敛，人们腠理闭塞，若感邪则以风寒居多，以麻黄、桂枝之类辛温解表多见，且分量也较重。

72.答：根据病人的年龄、性别、体质等不同特点，来制订适宜的治疗原则，称为"因人制宜"。①年龄不同，则生理功能、病理反应各异，治宜区别对待。如小儿生机旺盛，但脏腑娇嫩，气血未充，发病则易寒易热，易虚易实，病情变化较快。因而，治疗小儿疾病，药量宜轻，疗程多宜短，忌用峻剂。青壮年则气血旺盛，脏腑充实，病发则由于邪正相争剧烈而多表现为实证，可侧重于攻邪泻实，药量亦可稍重。而老年人生机减退，气血日衰，脏腑功能衰减，病多表现为虚证，或虚中夹实。因而，多用补虚之法，或攻补兼施，用药量应比青壮年少，中病即止。②男女性别不同，各有其生理、病理特点，治疗用药亦当有别。妇女生理上以血为本，以肝为先天，病理上有经、带、胎、产诸疾及乳房、胞宫之病。月经期、妊娠期用药时当慎用或禁用峻下、破血、重坠、开窍、滑利、走窜及有毒药物；带下以祛湿为主；产后诸疾则应考虑是否有恶露不尽或气血亏虚，从而采用适宜的治法。男子生理上则以精气为主，以肾为先天，病理上精气易亏而有精室疾患及男性功能障碍等特有病证，如阳痿、阳强、早泄、遗精、滑精以及精液异常等，宜在调肾基础上结合具体病机而治。③体质有差异：因先天禀赋与后天生活环境的不同，个体体质存在着差异，一方面不同体质有着不同的病邪易感性，另一方面，患病之后，由于机体的体质差异与反应性不同，病证就有寒热虚实之别或"从化"的倾向。因而治法方药也应有所不同：偏阳盛或阴虚之体，当慎用温热之剂；偏阴盛或阳虚之体，则当慎用寒凉之品；体质壮实者，攻伐之药量可稍重；体质偏弱者，则应采用补益之剂。

七、案例分析

1.（1）患者表现的症状看上去是热性病证，但认真观察询问，得知病之本在脾，为真寒假热之虚证。因此，用清热药物非但不能治愈，反而更伤脾阳。针对病的本质，改用温热健脾的扶正之法，故病愈。（2）采用的是正治法中的"虚者补之"，反治法中的"热因热用"。

2.（1）真热假寒证；（2）采用的是正治法中的"热者寒之"，反治法中的"寒因寒用"。

3.（1）真虚假实证；（2）采用的正治法中的"虚者补之"，反治法中的"塞因塞用"。

4.（1）真实假虚证；（2）采用的正治法中的"实者泻之"，反治法中的"通因通用"。

附录一

模拟试题

模拟试卷一

一、单项选择题（在每道题的五个备选答案中，选择一个最佳答案，并将其序号填入括号内，每题 1 分，共 25 分）

1. 五行的基本概念下列描述正确的是（　）
   A. 木、火、土、金、水五种物质　　　　B. 木、火、土、金、水五种特性
   C. 东、西、南、北、中五种方位　　　　D. 木、火、土、金、水五种材料
   E. 木、火、土、金、水五种物质及其运动变化

2. 中医理论体系的主要特点除了整体观念外，还包括（　）
   A. 辨证论治　　B. 审察内外　　C. 四诊合参　　D. 从外测内　　E. 治病求本

3. 阴阳学说的内容不包括（　）
   A. 对立　　　B. 互根　　　C. 消长　　　D. 转化　　　E. 以上均非

4. 下列哪一种不属于"五华"（　）
   A. 爪　　　B. 面　　　C. 毛　　　D. 口　　　E. 发

5. 小肠的经脉名称是下列中哪一项（　）
   A. 足太阳　　B. 手太阳　　C. 足阳明　　D. 手阳明　　E. 足少阳

6. 下列哪一项是肾经在四肢的循行部位（　）
   A. 下肢内侧前缘　　　　B. 下肢内侧后缘　　　　C. 上肢内侧中线
   D. 上肢内侧后缘　　　　E. 下肢内侧中线

7. 与精神意识思维活动关系最密切的是（　）
   A. 心主血脉的生理功能　　B. 肝主疏泄的生理功能　　C. 脾主运化的生理功能
   D. 肺主治节的生理功能　　E. 肾主藏精的生理功能

8. 寒邪伤人，出现畏寒肢冷症状的主要原因是（　　）
   A. 寒性凝滞　　　　　　B. 寒为阴邪，易伤阳气　　　C. 寒性收引，气血凝滞不通
   D. 寒性收引，经脉拘急　　E. 以上均非

9. 疠气的致病特点是（　）
   A. 畏寒肢冷　　　　　B. 高热持续不退　　　　C. 易伤津耗气
   D. 易扰动心神　　　　E. 传染性强

10. 根据五行生克乘侮规律，肺病及肝的病理传变属于（　　）

    A. 相乘　　　　B. 相侮　　　C. 母病及子　　　D. 子病及母　　　E. 相克

11. 持续高热，突然体温下降，面色苍白，四肢厥冷，病理变化为（　　）

    A. 寒极生热　　B. 重阴必阳　　C. 阴胜则寒　　D. 阳胜则热　　E. 热极生寒

12. "吐下之余，定无完气"的理论根据是（　　）

    A. 气能生津　　B. 气能行津　　C. 气能摄津　　D. 津能载气　　E. 津能化气

13. 与血液的生成及运行关系最密切的是（　　）

    A. 肺与肾　　　B. 心与肾　　　C. 心与脾　　　D. 脾与肝　　　E. 肺与肝

14. 下列哪一项是血虚补肾的理论依据（　　）

    A. 津血同源　　　　　B. 精血同源　　　　　　C. 后天生先天

    D. 脾阳根于肾阳　　　E. 肾阳为诸阳之本

15. 与人的睡眠有密切关系的气是（　　）

    A. 卫气　　　　B. 营气　　　　C. 宗气　　　　D. 元气　　　　E. 脾气

16. 参与津液生成的主要脏腑是下列哪一组（　　）

    A. 脾胃、大小肠　　　　B. 脾胃、小肠、三焦　　　　C. 脾胃、肝、肾

    D. 肺、脾胃、肾　　　　E. 脾胃、肺、三焦

17. 痰的生成与贮存与哪两脏有关（　　）

    A. 肺与肝　　B. 心包与三焦　　C. 脾与胃　　D. 脾与肾　　E. 肺与脾

18. 具有促进机体温煦、运动、兴奋和气化功能的是（　　）

    A. 肾精　　　　B. 脾阳　　　　C. 肾阴　　　　D. 肾阳　　　　E. 以上均非

19. 人体情志发生之处和主宰者是（　　）

    A. 心　　　　B. 肝　　　　C. 肾　　　　D. 脑　　　　E. 胆

20. 十二经脉中，同名的手、足阳经交接于下列中哪一项（　　）

    A. 手指端　　B. 足趾　　　C. 头面部　　D. 胸中　　　E. 腹部

21. 邪正盛衰决定着（　　）

    A. 病证的寒热　　　　B. 病证的虚实　　　　C. 气血的盛衰

    D. 病位的表里　　　　E. 以上均非

22. "大实有羸状"，其疾病的本质属（　　）

    A. 虚中夹实　　B. 因虚致实　　C. 真实假虚　　D. 真虚假实　　E. 由实转虚

23. "通因通用"指采用具有通利泻下作用的药物治疗的病证是（　　）。

    A. 热证　　　　B. 寒证　　　　C. 具有通泻症状的实证

    D. 具有通泻症状的虚证　　　　E. 虚实夹杂证

24. 明确提出"三因学说"的医家是（　　）

    A. 张仲景　　B. 刘完素　　C. 陈无择　　D. 陶弘景　　E. 巢元方

25. 下列说法错误的是（　　）

    A. 一种病的病理过程中可反映出若干个证　　　B. 治则的确立以辨证为前提

    C. 治法从属于一定的治则　　　　D. 一种病只能有一种治疗方法

E. 复杂的病证，可以多种治法联合应用

二、多项选择题（在每道题的 5 个备选答案中，选择 2～5 个最佳答案，并把它们的序号填入括号内，错选、少选或多选均不得分，每题 1 分，共 10 分）

1. 确立中医学术体系的论著是（　）
   A.《黄帝内经》　　　　B.《难经》　　　　　C.《五十二病方》
   D.《伤寒杂病论》　　　E.《神农本草经》
2. 引起肝乘脾的主要原因有（　）
   A. 肝的太过　B. 脾的太过　C. 脾的不及　D. 肝的不及　E. 肝脾不和
3. 阴阳偏衰的治疗原则是（　）
   A. 补其不足　B. 实则泻之　C. 虚则补之　D. 损者益之　E. 损其有余
4. 以下属于胃的生理功能及特点的是（　）
   A. 主受纳　B. 主通降　C. 主运化　D. 主腐熟　E. 主化物
5. 膀胱的贮尿排尿功能失常，可见哪些病理表现（　）
   A. 尿频　B. 尿余沥　C. 尿不畅　D. 遗尿　E. 尿失禁
6. 下列属于经络系统中连属部分的是（　）
   A. 经别　B. 别络　C. 经筋　D. 皮部　E. 脏腑
7. 与血液正常运行密切相关的脏腑有（　）
   A. 肝　B. 脾　C. 心　D. 肺　E. 肾
8. 下列不属于表里关系的脏腑是（　）
   A. 肺与大肠　B. 肝与胆　C. 心与心包络　D. 肾与三焦　E. 脾与胃
9. 以下属于内风的病机有（　）
   A. 肝阳化风　B. 血虚生风　C. 阴虚生风　D. 热极生风　E. 血燥生风
10. 就基本治则而言，主要包括的内容有（　）
    A. 正治与反治　　　B. 治标与治本　　　C. 扶正与祛邪
    D. 调整阴阳　　　　E. 三因制宜

三、填空题（请在横线上填入恰当的文字，并使试题所叙述的内容正确无误，每空 1 分，共 25 分）

1. 病、证、症三者之间既有密切联系，又有严格区分。＿＿＿＿是一种完整的病理过程，＿＿＿＿是疾病在某一特定阶段的病理本质的反映，＿＿＿＿是疾病的个别表面现象。
2. 阴阳的最初涵义是＿＿＿＿。
3. 相克关系中，克我者为＿＿＿＿；我克者为＿＿＿＿。
4. 五脏的共同生理特点是"＿＿＿＿"和"＿＿＿＿"。
5. 心开窍于＿＿＿＿，在志为＿＿＿＿，在体合＿＿＿＿，其华在＿＿＿＿，在液为＿＿＿＿。
6. 面见赤色，口中苦，脉见洪象，其病多在＿＿＿＿脏；面黄，口甜，脉缓，其病多在＿＿＿＿脏。
7. 三焦的生理特点：上焦如＿＿＿＿，中焦如＿＿＿＿，下焦如＿＿＿＿。

8. 六淫中，_____每多夹湿，_____易生风动血。

9. 基本病机包括：_____、_____、精气血失常、津液代谢失常等。

10. 肾的主要生理功能包括_____、_____、_____。

四、名词解释（每题 2 分，共 10 分）

1. 阴阳

2. 经络

3. 天癸

4. 六淫

5. 藏象

五、简答题（简要回答下列各题，每题 3 分，共 15 分）

1. 简述气的生理功能。

2. 简述肺主宣发的生理功能。

3. 简述肝主疏泄对脾胃消化吸收的促进作用。

4. 简述风邪的性质和致病特点。

5. 气的失常表现在哪几个方面？

六、论述题（要求：答题要点明确，概念清楚，并能适当展开论述。如仅答标题而未能展开论述者，酌情扣分，共 8 分）

试阐述中医学的整体观。

七、病案分析题（共 7 分）

王某，女，40 岁，公司职员。5 天前与邻居吵架后，情志不舒，两胁胀痛，心烦易怒，嗳气频繁，不思饮食，脘腹窜痛，痛则欲泻，泻后痛减。昨日起咳嗽阵作，干咳，痰少黏稠，口苦，咽干。

主诉：胁痛、嗳气、腹泻 5 天，咳嗽 2 天。

舌脉：舌质红，苔薄黄，脉弦数。

请用病因学说和五行乘侮理论解释上述现象，说出导致本证相乘相侮的原因是什么？并根据五行学说指出本证治法。

模拟试卷一参考答案

一、单项选择题

1. E 2. A 3. E 4. D 5. B 6. B 7. A 8. B 9. E 10. A 11. E 12. D 13. C
14. B 15. A 16. A 17. E 18. D 19. A 20. C 21. B 22. C 23. C 24. C 25. D

二、多项选择题

1. ABDE 2. AC 3. ACD 4. ABD 5. ABCDE 6. CDE 7. ABCD 8. CD 9. ABCDE

10. ABCDE

三、填空题

1. 病，证，症
2. 日光的向背
3. 所不胜，所胜
4. 藏而不泻，满而不实
5. 舌，喜，脉，面，汗
6. 心，脾
7. 雾，沤，渎
8. 暑，火（热）
9. 邪正盛衰，阴阳失调
10. 主藏精，主水，主纳气

四、名词解释

1. 阴阳：是中国古代哲学的一对范畴，是对自然界中相互关联的某些事物和现象对立双方属性的概括。

2. 经络：是经脉和络脉的总称，是运行全身气血、联络脏腑形体官窍、沟通上下内外，传导感应信息的通路系统。

3. 天癸：是肾中精气充盈到一定程度而产生的一种精微物质，具有促进人体生殖器官的发育成熟和维持人体生殖机能的作用。

4. 六淫：是风寒暑湿燥火六种外感病邪的统称。

5. 藏象：是藏于人体内的内脏及其表现于外的生理病理征象及与自然界相通应的事物和现象。

五、简答题（答题要点）

1. 答：气的生理功能有以下六个方面：一是推动作用，指气的激发和推动作用；二是温煦作用，指阳气温煦机体的作用；三是防御作用，指气有保卫机体，抗御外邪的作用；四是固摄作用，指气有固摄控制体内液态物质，使其不无故丢失的作用；五是营养作用，指气有营养全身及构成形体的作用；六是气化作用，指通过气的运动而产生的各种变化。

2. 答：肺主宣发的生理作用，主要体现在以下三个方面：一是呼出体内浊气；二是将吸入的清气和脾转输的水谷精微、津液布散全身，外达皮毛；三是宣发卫气，调节腠理开合，化生汗液并排除体外。

3. 答：肝主疏泄对脾胃消化吸收的促进作用主要体现在两个方面：一是肝的疏泄功能可使全身气机疏通畅达，从而促进了脾胃气机的升降协调平衡，保证了消化吸收功能的正常完成；二是分泌排泄胆汁，在肝的疏泄作用下泄注于小肠，促进脾胃的消化吸收功能。

4. 答：风邪的性质和治病特点：一是风为阳邪，轻扬开泄，易袭阳位；二是风性善行数变；三是风性主动；四是风为百病之长。

5. 答：气的失常主要包括两个方面：一是气虚，是指一身之气不足及其功能低下的病理变化；二是气机失调，是指气的升降出入失常而引起的气滞、气逆、气陷、气闭、气脱等病理变化。

六、论述题

答：（1）人体是一个有机整体，包括五脏一体、形神一体。人体是一个以心为主宰、五脏为中心的有机整体，结构上不可分割，功能上相互配合，生理上相互联系，病理上相互影响。

（2）人与外界环境的统一，包括人与自然环境的统一性、人与社会环境的统一性两个方面。自然环境和社会环境是人类赖以生存的必要条件，并对人的生理活动和病理变化有重要影响。

七、病案分析题

（1）患者由于情志所伤，怒则伤肝，肝气郁结，乘脾犯胃，脾失健运；怒则气上，肝气上逆犯肺，肺失肃降而咳。本病证为木乘土和木侮金。

（2）导致相乘、相侮的原因有太过和不及两个方面。本证为为肝气郁结，肝郁化火，木气太过，而出现的乘土和侮金现象。

（3）肝木乘脾土，采用抑木扶土法；木火刑金，则采用佐金平木法。

模拟试卷二

一、单项选择题（在每道题的 5 个备选答案中，选择一个最佳答案，并将其序号填入括号内，每题1分，共25分）

1. 下列不能体现阴阳互根关系的是 （　）
   A. 阳在外，阴之使也　　　B. 独阴不生，孤阳不长　　　C. 阴在内，阳之守也
   D. 重阴必阳，重阳必阴　　　E. 阴损及阳，阳损及阴

2. 据五行相克理论确立的治法是 （　）
   A. 培土生金　　B. 滋水涵木　　C. 金水相生　　D. 佐金平木　　E. 益火补土

3. 气的哪项功能减退易于引起感冒 （　）
   A. 推动作用　　B. 温煦作用　　C. 防御作用　　D. 固摄作用　　E. 气化作用

4. 血液运行与下列哪一项的关系最为密切 （　）
   A. 元气　　　B. 气化　　　C. 脾胃之气　　　D. 心气　　　E. 肺气

5. 生痰之源是指 （　）
   A. 心　　　B. 肝　　　C. 脾　　　D. 肺　　　E. 肾

6. 气机的基本概念是 （　）

A. 气的运动   B. 气的运动形式   C. 气的运动变化

D. 气的升降运动   E. 气的出入运动

7. "夺血者无汗"的生理基础是（   ）

  A. 肝肾同源   B. 乙癸同源   C. 津血同源   D 精血同源   E. 以上均不是

8. 下列哪一项是治疗水肿常伍以行气药的理论依据（   ）

  A. 气能生津   B. 气能行津   C. 气能摄津   D. 津能载气   E. 津能化气

9. 肝主疏泄功能的核心是（   ）

  A. 调畅情志   B. 疏泄气机   C. 促进脾胃运化

  D. 促进生殖   E. 促进血液和津液代谢

10. 下列哪一项属于肾的生理功能（   ）

  A. 运化水液   B. 通调水道   C. 主宰全身水液代谢

  D. 为水液运行之道路   E. 贮尿，排尿

11. 下列描述中不是指胆的是（   ）

  A. 中精之腑   B. 中清之腑   C. 精明之腑   D. 清净之腑   E. 中正之官

12. 脑的功能分属于五脏，其中关系最密切的是（   ）

  A. 心肺肝   B. 心肝脾   C. 心脾肾   D. 心肝肾   E. 肺脾肾

13. 下列各项中，不属于络脉的是（   ）

  A. 十五别络   B. 胃之大络   C. 浮络   D. 皮部   E. 孙络

14. 督脉的基本功能是（   ）

  A. 调节阳经气血   B. 调节阴经气血   C. 交通一身阴阳

  D. 维系诸阴诸阳   E. 主司眼睑开合

15. 昼行于阳，夜行于阴的气是（   ）

  A. 营气   B. 卫气   C. 元气   D. 宗气   E. 肾气

16. 既属"五体"，又属"奇恒之腑"之一的是（   ）

  A. 胆   B. 髓   C. 脑   D. 女子胞   E. 脉

17. 致病具有发病急，变化快特点的外邪是（   ）

  A. 风邪   B. 暑邪   C. 寒邪   D. 燥邪   E. 热邪

18. 下列不属于疠病发生流行的原因（   ）

  A. 社会因素   B. 环境因素   C. 气候因素   D. 隔离因素   E. 体质因素

19. 瘀血形成之后可致疼痛，其特点是（   ）

  A. 胀痛   B. 掣痛   C. 灼痛   D. 刺痛   E. 隐痛

20. 外感热病在发展过程中，除有外感实热炽盛见症外，同时又兼气阴两伤之症，其病机状态当属（   ）

  A. 由实转虚   B. 大实有羸状   C. 表实里虚   D. 上实下虚   E. 实中夹虚

21. 被誉为人体"气机升降之枢纽"的脏腑为（   ）

  A. 肺与肝   B. 心与肾   C. 肺与肝   D. 肺与大肠   E. 脾与胃

22. 疾病发生的内在因素为（   ）

A. 邪气强盛　　B. 正气不足　　C. 邪胜正负　　D. 正虚邪不胜　　E. 正胜邪衰

23. 会导致全身各种阴的功能减退的选项是（　）

A. 心阴虚　　B. 肺阴虚　　C. 脾阴虚　　D. 肝阴虚　　E. 肾阴虚

24. 下列属于气随血脱的临床表现的是（　）

A. 身微热　　B. 面色红　　C. 烦躁　　D. 汗微出　　E. 四肢厥冷

25. 下列说法错误的是（　）

A. 正气为本，邪气为标　　　　　B. 病因为标，症状为本

C. 先病为本，后病为标　　　　　D. 原发病为本，继发病为标

E. 脏腑病为本，肌表经络病为标

二、多项选择题（在每道题的 5 个备选答案中，选择 2~5 个最佳答案，并把它们的序号填入括号内，错选、少选或多选均不得分，每题 1 分，共 10 分）

1. 对中医理论体系的形成有重要影响的古代哲学思想是（　）

A. 整体观念　　B. 阴阳学说　　C. 五行学说　　D. 辨证论治　　E. 精气学说

2. 六腑的生理特点可概括为（　）

A. 泻而不藏　　B. 满而不能实　　C. 藏而不泻　　D. 实而不能满　　E. 实而能满

3. 下列哪几项是冲脉的基本功能（　）

A. 调节阳经气血　　　B. 维系诸阴　　　C. 约束纵行诸脉

D. 调节十二经气血　　E. 促进生殖

4. 属于基本病机的是（　）

A. 精气血失常病机　　　B. 脏腑病机　　　C. 三焦病机

D. 卫气营血病机　　　　E. 阴阳失调病机

5. 肝与脾两脏的关系可体现在（　）

A. 疏泄与运化功能　　　B. 血的生成　　　C. 血的贮藏

D. 血的运行　　　　　　E. 防止出血

6. 具有"所胜、所不胜"关系的是（　）

A. 木与火　　B. 土与水　　C. 木与金　　D. 水和金　　E. 水与火

7. 气的推动作用体现在（　）

A. 激发脏腑的功能活动　　B. 促进人体的生长发育　　C. 促进血行

D. 推动水液代谢　　　　　E. 促进津液的生成

8. 热邪、暑邪皆有的致病特点是（　）

A. 均为阳邪　　　B. 均易致疮痈　　　C. 均耗气伤津

D. 均挟湿邪　　　E. 临床均可见高热、口渴喜饮、面赤、脉洪大

9. 既病防变主要包括（　）

A. 早期诊断　　B. 控制病传　　C. 早期治疗　　D. 调养脾肾　　E. 加强锻炼

10. 亡阴证和亡阳证的鉴别要点是（　）

A. 汗的冷热　　　B. 肌肤的冷热　　　C. 渴与不渴

D. 面色赤与苍白　　E. 病之新久

三、填空题（请在横线上填入恰当的文字，并使试题所叙述的内容正确无误，每空 1 分，共 25 分）

1. 《尚书·洪范》对五行的特性作了经典性阐释，其中，"土爰_____"，"金曰_____"。

2. 五志的五行归类，其中属于水的是_____，属于火的是_____，属于木的是_____。

3. 六腑的共同生理特点是"_____"和"_____"。

4. 脾开窍于_____，在志为_____，在体合_____，其华在_____，在液为_____。

5. 七情致病影响脏腑气机，其中悲则_____，恐则_____。

6. 心主血脉的功能是否正常，可以从四个方面进行观察：一是面色，二是_____，三是_____，四是胸部的感觉。

7. 人体内的水液虽由_____而来，但水液的输布、运行和排泄，又依赖于_____的疏通和调节，以维持动态的平衡_____。

8. 行于上肢内侧中线的经脉是_____，行于下肢外侧后缘的经脉是_____。

9. 脑为_____海、冲脉为_____海、膻中为_____海。

10. 发病类型中，在原发疾病基础上继而发生新的疾病，称之为_____；机体感受某些病邪后，经过一段时间之后发病，称之为_____。

四、名词解释（每题 2 分，共 10 分）

1. 取象比类法
2. 异病同治
3. 神
4. 湿性黏滞
5. 病机

五、简答题（简要回答下列各题，每题 3 分，共 15 分）

1. 简述营气和卫气的异同点。
2. 简述十二正经的主要特点。
3. 简述"利小便以实大便"的理论依据。
4. 简述病因的概念和中医学病因的主要内容。
5. 简述血瘀的形成。

六、论述题（要求：答题要点明确，概念清楚，并能适当展开论述。如仅答标题而未能展开论述者，酌情扣分，共 8 分）

试述"大便溏泄"责之到的相关脏腑。

七、病案分析题（共 7 分）

李某，女，60 岁。

主诉：腹泻反复发作已 5 年，近期加剧。

现病史：每日清晨必泻一次，伴有腹痛，泻后则安。神疲乏力，食少，腹胀，畏寒肢冷，腰膝酸软，面色㿠白。

舌脉：舌淡胖，苔白滑，脉沉细。

请指出病变脏腑，分析其基本病机，并提出治疗原则。

模拟试卷二参考答案

一、单项选择题

1. D　2. D　3. C　4. D　5. C　6. A　7. C　8. B　9. B　10. C　11. C　12. D　13. D
14. A　15. B　16. E　17. A　18. E　19. D　20. E　21. E　22. B　23. E　24. E　25. B

二、多项选择题

1. BCE　2. AD　3. DE　4. AE　5. ABCDE　6. BCE　7. ABCDE　8. ACE　9. ABC
10. ABCD

三、填空题

1. 稼穑，从革
2. 恐，喜，怒
3. 泻而不藏，实而不满
4. 口，思，肉，唇，涎
5. 气消，气下
6. 舌象，脉象
7. 脾胃运化，肺
8. 手厥阴心包经，足太阳膀胱经
9. 髓，血，气
10. 继发，伏而后发

四、名词解释

1. 取象比类法：即是从事物的形象中找出能反映本质的特有征象；以五行的抽象属性为基准，与某种事物所特有的征象相比较，以确定其五行属性。

2. 异病同治：不同的疾病，在其发展过程中，由于发生了相同的病理变化，出现了具有相同性质的证，因而采用同一方法治疗。

3. 神：有广义和狭义之分。广义之神是指整个人体生命活动的主宰及其外在表现的统称；狭义之神是指人的精神意识思维活动。

4. 湿性黏滞：即指湿邪致病具有黏腻停滞的特性，这种特性表现在两个方面，一是症状的黏滞性；二是病程的缠绵性。

5. 病机：是指疾病发生、发展变化及其转归的机理，亦称"病变机理"。

五、简答题

1. 答：营气和卫气的相同点：二者均源于水谷，皆出于脾胃。不同点：性质上营属阴，其性精粹，卫属阳，其性慓疾滑利；分布上营行脉中，卫行脉外；功能上营气营养周身，化生血液，卫气温养脏腑，护卫肌表。

2. 答：正经的主要特点为：正经均有一定的起止，有一定的循行部位和交接顺序。在肢体的分布和走向有一定的规律，与脏腑有直接的络属关系，是气血循行的主要通道。

3. 答：小肠具有泌别清浊的功能，小肠泌别清浊的功能失调，清浊不分，水谷精微和食物残渣便俱下于大肠，出现肠鸣泄泻、小便短少等病症。可见小肠的泌别清浊功能是否正常与粪便的性状和小便量的多少密切相关，临床治疗常用"利小便以实大便"的方法即基于此。

4. 答：凡能导致疾病发生的原因即是病因。主要包括外感病因、内伤病因、病理产物性病因和其他病因等。

5. 答：血瘀是指血液运行迟缓，流行不畅的一种病理变化。多因气滞而使血行受阻；或因气虚而使血行迟缓；或因痰浊阻于脉络，阻碍血行；或因寒邪入血，血为寒凝；或因邪热煎熬，血液黏稠等，均可形成血瘀，甚至血液瘀结而成瘀血。

六、论述题

答："大便溏泄"可与多个脏腑功能失调有关：

（1）就脏来说：一是肾开窍于二阴，肾气的固藏功能对于肛门固摄起到了重要作用，同时，肾主一身之阴阳，肾阳虚则完谷不化，易发泄泻；二是脾主运化，主升清，对形成正常大便起着非常重要的作用，若脾失健运，则大便溏泄，若升清失权则大便飧泄；三是肝主疏泄对消化功能起着重要作用，疏泄失常，肝木乘脾土，则痛泄交作。

（2）就腑来说，胃受纳腐熟水谷、主通降，小肠受盛化物与泌别清浊，大肠传化糟粕，其功能失调均可导致大便溏泄。

七、病案分析题

（1）病变脏腑是脾与胃。

（2）基本病机是脾肾阳虚。脾主运化，肾为五脏阴阳之本，脾阳依赖肾阳温煦。患者久泻伤脾，至脾气虚衰；久病及肾，肾阳又虚，肾阳不能温煦脾阳，终致脾肾阳虚证。脾失运化故见泄泻久作、食少；气血生化乏源，则神疲乏力、舌淡、脉细；阳气虚衰，失于温煦，故畏寒肢冷，面色㿠白，舌胖，苔白滑。气虚推动无力，则腹胀腹痛；肾亏不足，则腰膝酸软，脉沉。

（3）治疗原则：正治（虚则补之），以扶正为主，缓则治其本；调整阴阳（阴病治阳）；调理脏腑（温补脾肾）。

模拟试卷三

一、单项选择题（在每道题的五个备选答案中，选择一个最佳答案，并将其序号填入括号内，每题1分，共25分）

1. 金元四大家中被誉"寒凉派"的代表性医家是（　　）
　　A. 张从正　　　　B. 李杲　　　　C. 刘完素　　　　D. 朱丹溪　　　　E. 张仲景

2. 下列哪项不能划分阴阳（　　）
　　A. 寒热　　　　B. 上下　　　　C. 水火　　　　D. 晦明　　　　E. 风马

3. 五脏中的"娇脏"是指（　　）
　　A. 心　　　　B. 肾　　　　C. 脾　　　　D. 肺　　　　E. 肝

4. 七情中的"大怒"主要损伤的脏腑是（　　）
　　A. 肝　　　　B. 心　　　　C. 脾　　　　D. 肺　　　　E. 肾

5. "气血关系"是说明哪两脏的关系（　　）
　　A. 肝与脾　　　　B. 心与肺　　　　C. 肝与肾　　　　D. 肺与脾　　　　E. 肺与肾

6. 以下哪项不能体现阴阳学说中的阴阳互根关系（　　）
　　A. 孤阴不生，独阳不长　　　　B. 重阳必阴，重阴必阳　　　　C. 阴损及阳，阳损及阴
　　D. 阴在内，阳之守也　　　　E. 阳在外，阴之使也

7. 肾之所以被称为"气之根"主要是根据（　　）
　　A. 肾主藏精　　　　B. 肾主纳气　　　　C. 肾主水
　　D. 肾之气化功能　　　　E. 肾能化生元气

8. 下列哪两脏的相互协同关系主要体现在血液运行及生成方面（　　）
　　A. 心与肝的相互协同关系　　　　B. 心与肺的相互协同关系
　　C. 心与肾的相互协同关系　　　　D. 心与脾的相互协同关系
　　E. 肝与肾的相互协同关系

9. 小儿的生长发育过程中出现"五迟五软"现象，主要原因在于（　　）
　　A. 肾阳不足　　　　B. 肾阴亏虚　　　　C. 肾不纳气　　　　D. 肝血亏虚　　　　E. 肾精不足

10. 之所以说"心为五脏六腑之大主"是因为（　　）
　　A. 心主一身之血脉　　　　B. 心者，生之本也　　　　C. 心藏脉，脉舍神
　　D. 心主神志，心藏神　　　　E. 心者，君主之官也

11. 肝、心、脾、肺、肾五脏各自在志分别为（　　）
　　A. 怒、喜、思、悲、恐　　　　B. 喜、怒、思、悲、恐　　　　C. 怒、喜、悲、思、恐
　　D. 恐、思、喜、悲、怒　　　　E. 恐、喜、思、悲、怒

12. 促进人体生长发育的重要物质"天癸"来源于（　　）
　　A. 心血　　　　B. 肝阴　　　　C. 津液　　　　D. 肾阳　　　　E. 肾精

13. 临床上治疗血虚证常常配伍补气药，其理论是依据（　　）

A. 血能养气　　B. 气能摄血　　C. 气能生血　　D. 血为气之母　　E. 气为血之帅

14. 对全身水液代谢发挥着主司和调节作用的是（　　）

A. 肺　　　　　B. 脾　　　　　C. 心　　　　　D. 肾　　　　　E. 肝

15. 维持吸气的深度与以下哪一脏的功能有关（　　）

A. 肺　　　　　B. 肝　　　　　C. 肾　　　　　D. 脾　　　　　E. 心

16. 情志抑郁主要与下列哪脏生理功能失调有关（　　）

A. 肾精不足　　B. 肝失疏泄　　C. 脾失健运　　D. 心神不足　　E. 肺气不足

17. 下列与呼吸、语言、发声有关的是（　　）

A. 脾气　　　　B. 卫气　　　　C. 营气　　　　D. 宗气　　　　E. 胃气

18. 人体出现畏寒、手足不温、喜热饮，主要是气的下列哪一生理功能在减退（　　）

A. 推动功能　　B. 固摄功能　　C. 气化功能　　D. 营养功能　　E. 温煦功能

19. 手三阳经在下列哪个部位与足三阳经进行交汇（　　）

A. 手　　　　　B. 头面　　　　C. 腹　　　　　D. 足　　　　　E. 胸

20. 通常所说的体质是指人体的（　　）

A. 身体素质　　B. 身心特性　　C. 遗传特质　　D. 心理素质　　E. 体能素质

21. 下列哪项不是六淫的致病特点（　　）

A. 外感性　　　B. 季节性　　　C. 地域性　　　D. 传染性　　　E. 相兼性

22. 决定疾病发生与否的内因是（　　）

A. 邪气强盛　　B. 邪盛正负　　C. 正气不足　　D. 正虚邪不胜　　E. 正胜邪衰

23. 临床上出现真热假寒证其发生的病机是（　　）

A. 阴盛格阳　　B. 阳盛格阴　　C. 阳损及阴　　D. 阴损及阳　　E. 阴阳互损

24. 下列哪个因素最容易导致人体气机失调而发病（　　）

A. 饮食不节　　B. 情志失调　　C. 劳逸失度　　D. 余邪未除　　E. 复感新邪

25.《金匮要略》提出"夫治未病者，见肝之病，知肝传脾，当先实脾"在治法治则上称为（　　）

A. 标本兼治　　B. 扶正祛邪　　C. 既病防变　　D. 调整阴阳　　E. 以上皆非

二、多项选择题（在每道题的 5 个备选答案中，选择 2～5 个最佳答案，并把它们的序号填入括号内，错选、少选或多选均不得分，每题 1 分，共 10 分）

1. 五行学说中"土"的特性归纳为（　　）

A. 承载　　　　B. 受纳　　　　C. 生长　　　　D. 生化　　　　E. 闭藏

2. 湿邪致病常易引起下列哪些症状（　　）

A. 大便溏而排出不爽　　　　B. 分泌物秽浊　　　　C. 舌苔黏腻

D. 全身或局部出现水肿　　　E. 疼痛

3. 六淫中的暑邪致病特点表现为（　　）

A. 容易使腠理开泄而多汗　　　　B. 容易耗伤津液而出现气随津脱

C. 容易扰乱心神而出现烦渴不安　　D. 容易阻遏气机运行

E. 容易兼挟湿邪

4. 气的生成与以下哪几脏关系最为密切 （　　）
　　A. 心　　　　　B. 肺　　　　　C. 肾　　　　　D. 肝　　　　　E. 脾

5. 足阳明经所络属的脏腑为 （　　）
　　A. 三焦　　　　B. 膀胱　　　　C. 肾　　　　　D. 脾　　　　　E. 胃

6. 影响和调节腠理开合与下列哪几项关系最为密切 （　　）
　　A. 肺的宣发　　B. 宗气　　C. 肺的肃降　　D. 卫气　　E. 营气

7. 中医的证与症有着明显的区别，以下属于证的是 （　　）
　　A. 血虚　　　　B. 气虚　　　　C. 出汗　　　　D. 脾气虚　　　E. 高热

8. 汗孔的别名又称为 （　　）
　　A. 幽门　　　　B. 气门　　　　C. 玄府　　　　D. 鬼门　　　　E. 毛窍

9. "寒因寒用" 适用于以下哪些证型 （　　）
　　A. 真热假寒证　　　　　　B. 寒热错杂证　　　　　　C. 真寒假热证
　　D. 阳偏盛的实热证　　　　E. 热厥证

10. 以下体现了中医所强调的 "未病先防" 思想的是 （　　）
　　A. 养生以增强机体抗病能力　　B. 动静结合调神养生　　C. 护肾保精
　　D. 先安未受邪之地　　　　　　E. 防止病邪侵害机体

三、填空题 （请在横线上填入恰当的文字，并使试题所叙述的内容正确无误，每空 1 分，共 25 分）

1. 《尚书》将五行的特性概括为 "水曰＿＿＿＿、火曰＿＿＿＿、木曰＿＿＿＿。"

2. 肺开窍于＿＿＿＿，在志为＿＿＿＿，在体合＿＿＿＿，其华在＿＿＿＿，在液为＿＿＿＿。

3. 肝、心、肾三脏各自在志分别为＿＿＿＿、＿＿＿＿、＿＿＿＿。

4. 血液正常的循行需要气的两种力量，一是＿＿＿＿，二是＿＿＿＿。

5. 十二经别，其循行分布特点可用以下四个字来概括，即离、合、＿＿＿＿、＿＿＿＿。

6. 情志因素能够影响脏腑气机的运行，如悲则＿＿＿＿，喜则＿＿＿＿，恐则＿＿＿＿。

7. 小肠的生理功能包括＿＿＿＿和＿＿＿＿。

8. 内伤病因包括＿＿＿＿、＿＿＿＿、＿＿＿＿等。

9. 预防的内容包括＿＿＿＿和＿＿＿＿两方面。

四、名词解释 （每题 2 分，共 10 分）

1. 阴阳互藏

2. 五行相克

3. 疠气

4. 继发

5. 病机

五、简答题 （简要回答下列各题，每题 3 分，共 15 分）

1. 简述七情内伤的致病特点？

2. 为什么说肾为"先天之本"和脾为"后天之本"？

3. 简要回答疾病复发的基本条件有哪几方面？

4. 试述肝主疏泄调畅气机的作用主要体现在哪几方面？

5. 简述风邪的性质及其致病特点？

六、论述题（要求：答题要点明确，概念清楚，并能适当展开论述。如仅答标题而未能展开论述者，酌情扣分，共 8 分）

试述血的生成与脏腑之间的密切关系？

七、病案分析题（共 7 分）

陈某某，男，47 岁，工人。患者自诉患慢性肾盂肾炎已有 5 年，近日患者双下肢浮肿明显，出现尿少症状，患者面色苍白，腰膝酸冷，神疲纳差，便溏，舌质淡嫩且有齿痕，苔白，脉沉细。

1. 请指出病变脏腑部位。

2. 请简要分析基本病机。

3. 请简述治法治则。

模拟试卷三参考答案

一、单项选择题

1. C　2. E　3. D　4. A　5. B　6. B　7. B　8. D　9. E　10. D　11. A　12. E　13. C　14. D　15. C　16. B　17. E　18. E　19. B　20. B　21. D　22. C　23. B　24. B　25. C

二、多项选择题

1. ABD　2. ABCD　3. ABCE　4. BCE　5. DE　6. AD　7. ABD　8. BCDE　9. AE　10. ABCE

三、填空题

1. 润下，炎上，曲直

2. 鼻，忧（悲），皮，毛，涕

3. 怒，喜，恐

4. 推动，固摄

5. 出，入

6. 气消，气缓，气下

7. 受盛化物，泌别清浊

8. 七情内伤，劳逸失度，饮食失宜

9. 未病先防，既病防变

四、名词解释

1. 阴阳互藏：指相互对立的阴阳双方中的任何一方都包含着另一方，即阴中有阳，阳中有阴。

2. 五行相克：指木、火、土、金、水五行之间存在着有序的间相克制、制约的关系。

3. 疠气：指一类具有强烈致病性、传染性和流行性的外感病邪。

4. 继发：是指在原发疾病的基础上，继而发生新的疾病。

5. 病机：指的是疾病发生、发展与变化的机理。

五、简答题

1. 答：直接伤及内脏；影响脏腑气机；多发为情志病证；七情变化影响病情。

2. 答：肾主藏精，主要为"先天之精"，主司人体生长发育与生殖，是人体脏腑阴阳之本，故说肾为"先天之本"。脾主运化、升清、统血，为"气血生化之源"，人出生之后，各脏腑组织器官均依赖脾所化生的水谷精微来濡养，故脾有"后天之本"之称。

3. 答：余邪未尽；正虚未复；有损正助邪诱发因素。

4. 答：促进血液与津液的运行输布；促进脾胃运化与胆汁的分泌及排泄；调畅情志；促进男子排精与女子排卵行经。

5. 答：风为阳邪，其性开泄，易袭阳位；风性善行而数变；风性主动；风为百病之长：一是指风邪常兼它邪合而伤人，为外邪致病的先导；二是指风邪袭人致病最多。

六、论述题

答：①脾胃：脾胃为后天之本、气血生化之源，脾胃所化生的水谷精微是化生血液的基本物质。②心：心主血脉，行血以输送养分以维持机体正常功能活动，从而促进血液的生成。③肺：由肺吸入的清气与营气、津液相结合在心气的赤化作用下，变成血液。④肝：肝主疏泄，调畅气机，有助于脾肾的生血功能。⑤肾：肾藏精，精生髓，精髓能够化生血液。

七、病案分析题

1. 本病病变脏腑在脾及肾，病变部位在中下焦。

2. 本病的产生，主要是因为肺脾肾三脏之间的功能出现紊乱，三脏功能失职所致，其中尤以脾肾阳虚为突出。由于本病迁延时间较长，邪气久羁，从而加剧脾肾阳虚，进而导致脾肾阳衰，出现阳衰不能制水，使得机体水液代谢失常而泛溢于肌肤，而出现患者双下肢浮肿明显；脾阳虚，导致脾之运化失权，纳差便溏等症状。纳差，则气血生化乏源，故神疲、舌质淡嫩齿痕、脉细沉等；肾阳虚衰，肾气不足，出现腰膝酸冷等症状；肾阳不足，使得肾之气化功能失职，膀胱之气化功能失权，出现尿少症状。

3. 治法治则：正治（逆治），虚则补之，实则泻之。本病以扶正治本为主，同时采取适当祛邪的治标之法。扶正治本采取温补脾肾阳气之法；治标采取健脾利水之法祛除湿邪。

模拟试卷四

一、单项选择题（在每道题的五个备选答案中，选择一个最佳答案，并将其序号填入括号内，每题1分，共25分）

1. 中医药学理论体系的形成时期是（　　）。
   A. 先秦两汉时期　　　　B. 两晋隋唐时期　　　　C. 宋、金、元时期
   D. 明清时期　　　　　　E. 近现代时期

2. 我国第一部病因病机学专著《诸病源候论》的作者是（　　）
   A. 陈无择　　　B. 叶天士　　　C. 王叔和　　　D. 巢元方　　　E. 李时珍

3. 以下既归类为六腑、又归类为奇恒之腑的是（　　）
   A. 髓　　　B. 胆　　　C. 脉　　　D. 脑　　　E. 胃

4. 素有"将军之官"之称的是下列哪一脏（　　）
   A. 心　　　B. 肝　　　C. 脾　　　D. 肺　　　E. 肾

5. 能够促进机体温煦、兴奋、运动等功能的是（　　）
   A. 肾阴　　　B. 肾精　　　C. 肺阴　　　D. 肾阳　　　E. 肝阳

6. 下列主要体现为血液及神志关系的是（　　）
   A. 肝与脾　　　B. 肝与心　　　C. 肝与肾　　　D. 肝与肺　　　E. 心与肺

7. 阴阳具有无限可分性，对人身脏腑来说，五脏之一的肝则属于（　　）
   A. 阳中之阳　　　B. 阳中之阴　　　C. 阴中之阳　　　D. 阴中之阴　　　E. 阴中之至阴

8. 以下治法中属依据中医五行相克理论来确立的是（　　）
   A. 滋水涵木　　　B. 培土生金　　　C. 金水相生　　　D. 益火补土　　　E. 佐金平木

9. 以下对男子的排精及女子的排卵具有决定性作用的是（　　）
   A. 心肝　　　B. 肝脾　　　C. 脾肾　　　D. 肺肾　　　E. 肝肾

10. 劳神过度，最易损伤的脏腑是（　　）
    A. 心肺　　　B. 心脾　　　C. 脾肺　　　D. 脾肾　　　E. 肝肾

11. "利小便以实大便"是临床辨治湿泄的常见治法之一，其依据是（　　）
    A. 肾之气化功能，主司二便　　　　B. 脾主运化水湿之功能
    C. 肺主宣发，通调水道　　　　　　D. 大肠传化糟粕
    E. 小肠泌清别浊

12. 疠气与六淫的主要区别是（　　）
    A. 致病轻重不同　　　　B. 是否具有强烈传染性　　　C. 是否通过空气污染
    D. 发病是否迅速之差别　　　E. 发病的地域之别

13. 下列与女子月经关系最为密切的奇经为（　　）

A. 冲脉、带脉　　　　B. 任脉、督脉　　　　C. 阴跷、阳跷

D. 冲脉、任脉　　　　E. 冲脉、督脉

14. 与人体睡眠有着最为密切关系的是下列哪一种气的功能（　　）

A. 元气　　　B. 脾气　　　C. 营气　　　D. 卫气　　　E. 宗气

15. 以下主四肢的脏是（　　）

A. 肝　　　B. 心　　　C. 脾　　　D. 肺　　　E. 肾

16. 中医所说"五液"不包括以下哪一项（　　）

A. 涕　　　B. 泪　　　C. 汗　　　D. 尿　　　E. 涎

17. 暑、火、燥三邪的共同致病特点是（　　）

A. 伤津　　　B. 发热　　　C. 纳少　　　D. 动血　　　E. 多汗

18. 《素问·阴阳应象大论》："清气在下，则生飧泄"是因为（　　）

A. 脾失健运　　　B. 脾不升清　　　C. 脾不统血　　　D. 肝失疏泄　　　E. 肾失封藏

19. 风邪一年四季皆有，但临床上多见于（　　）

A. 春　　　B. 夏　　　C. 长夏　　　D. 秋　　　E. 冬

20. 临床上寒邪所致病证，易导致关节作痛，这是因为（　　）

A. 寒为阴邪，易伤阳气　　　　B. 寒性凝滞　　　　C. 寒伤筋脉阳气

D. 寒性收引　　　　E. 以上均非

21. 燥邪自肺影响至以下哪一脏腑，则可出现大便干燥便秘之症（　　）

A. 胃　　　B. 脾　　　C. 肾　　　D. 小肠　　　E. 大肠

22. 瘀血所致的病证，面色出现异常变化，多见（　　）

A. 紫暗　　　B. 暗红　　　C. 淡黄　　　D. 萎黄　　　E. 橘黄

23. 临床上结石的形成与情志内伤有着密切的关系，在以下哪一情况时最易发生（　　）

A. 惊恐过度伤及肾　　　　B. 思虑太过伤及脾　　　　C. 悲忧过度伤及肺

D. 情志失调所致肝胆气郁　　　　E. 喜极太过伤及心

24. 阴盛格阳的证候是（　　）

A. 实热证　　　B. 假热证　　　C. 实寒证　　　D. 假寒证　　　E. 寒热错杂证

25. 病势的表里出入，主要取决于（　　）

A. 正气盛衰与否　　　　B. 气血功能是否协调　　　　C. 邪正消长盛衰

D. 邪气是否亢盛　　　　E. 以上均非

二、多项选择题（在每道题的 5 个备选答案中，选择 2～5 个最佳答案，并把它们的序号填入括号内，错选、少选或多选均不得分，每题 1 分，共 10 分）

1. 精气学说的基本内容包括以下哪几个方面（　　）

A. 说明人体的生理病理功能　　　B. 对中医学整体观念构建的影响

C. 精气的运动与变化　　　D. 精气是构成自然界万物的本原

E. 精气是天地万物相互联系的中介

2. 中医学中通常又将脾胃两脏腑合称为（　　）

A. 气机升降的枢纽　　　B. 太仓　　　C. 后天之本

D. 受盛之官   E. 气血生化之源

3. 五脏的共同生理特点表现为（　　）

    A. 满而不实   B. 贮藏精气   C. 泻而不藏   D. 藏而不泻   E. 化生精气

4. 气的生成来源主要有以下哪几方面（　　）

    A. 脾胃化生的水谷之精气   B. 肺吸入之清气   C. 脏腑之气

    D. 肾精   E. 经络之气

5. 寒邪的性质与致病特点是（　　）

    A. 凝滞   B. 开泄   C. 收引   D. 易伤阳气   E. 干涩

6. 以下哪几项为疾病的复发诱发因素（　　）

    A. 过劳   B. 肌体复感新邪   C. 用药不当   D. 情志刺激   E. 饮食不当

7. 阴阳格拒会导致下列哪些病证（　　）

    A. 寒热错杂交替   B. 真寒假热   C. 实寒证   D. 实热证   E. 真热假寒

8. 以下哪几项属于"反治"法（　　）

    A. 热因热用   B. 通因通用   C. 寒因寒用   D. 塞因塞用   E. 热者寒之

9. 发病类型包括（　　）

    A. 感邪即发   B. 伏而后发   C. 徐发与继发   D. 复发   E. 合病与并病

10. 下列哪些因素与邪正盛衰相关（　　）

    A. 疾病的寒热   B. 疾病的发展   C. 疾病的发生

    D. 疾病的虚实   E. 疾病的转归

三、填空题（请在横线上填入恰当的文字，并使试题所叙述的内容正确无误，每空 1 分，共 15 分）

1. 中医理论体系的基本特点包括＿＿＿和＿＿＿。

2. 肺主气包括＿＿＿和＿＿＿两个方面。

3. 六腑以传化物为主，故以＿＿＿为顺，以＿＿＿为用。

4. 卫气的主要生理功能表现为＿＿＿、＿＿＿、＿＿＿。

5. 气的上升太过或下降不及时，称作＿＿＿，气不能外达而郁结闭塞于内时称为＿＿＿。

6. 心的生理功能包括＿＿＿和＿＿＿；膀胱的生理功能包括＿＿＿和＿＿＿。

7. 调整阴阳包括＿＿＿和＿＿＿两个方面。

8. 肾开窍于＿＿＿，在志为＿＿＿，在体合＿＿＿，其华在＿＿＿，在液为＿＿＿。

9. 发病的基本原理包括＿＿＿、＿＿＿、＿＿＿。

四、名词解释（每题 2 分，共 10 分）

1. 五行

2. 六腑

3. 阴阳失调

4. 肝藏血

5. 痰饮

五、简答题（简要回答下列各题，每题 3 分，共 15 分）

1. 气与血的关系体现在哪些方面？

2. 为什么说"心在液为汗"？

3. 请简述心与脾两脏之间相互协同关系的主要表现？

4. 为什么说"脾为生痰之源"、"肺为贮痰之器"？

5. 请简要区别"治则"与"治法"？

六、论述题（要求：答题要点明确，概念清楚，并能适当展开论述。如仅答标题而未能展开论述者，酌情扣分，共 8 分）

试论述"津血同源"的含义？

七、病案分析题（共 7 分）

患者，男，3 岁。据其家属诉患儿已腹泻呈水样便近半月余，日均大便次数在 6～7 次，食欲较差，精神萎靡不振，近期体重下降明显；面色萎黄，舌淡苔薄白，脉弱缓。

1. 请指出病变脏腑部位。

2. 请简要分析其基本病因病机。

3. 请简述治法治则。

模拟试卷四参考答案

一、单项选择题

1. A 2. D 3. B 4. B 5. D 6. B 7. C 8. E 9. E 10. B 11. E 12. B 13. D 14. D 15. C 16. D 17. A 18. B 19. A 20. D 21. E 22. A 23. D 24. B 25. C

二、多项选择题

1. CDE 2. ACE 3. ABDE 4. ABD 5. ACD 6. ABCDE 7. BE 8. ABCD 9. ABCDE 10. BCDE

三、填空题

1. 整体观念，辨证论治

2. 主呼吸之气，主一身之气

3. 降，通

4. 防御外邪，温养全身，调控腠理

5. 气逆，气闭

6. 心主血脉，心藏神，贮存尿液，排泄尿液

7. 损其偏盛，补其偏衰

8. 耳及二阴，恐，骨，发，唾

9. 正气不足是发病的内在因素，邪气是发病的重要条件，邪正相搏的胜负决定发病与否

四、名词解释

1. 五行：即木、火、土、金、水五种物质及其运动变化。

2. 六腑：指胆、胃、大肠、小肠、膀胱、三焦等。

3. 阴阳失调：即阴阳之间失去平衡协调的简称，是指在疾病的发生发展过程中，由于各种致病因素的影响，导致机体的阴阳双方失去相对的平衡协调而出现的阴阳偏盛、偏衰、互损、格拒、亡失等一系列病理变化。

4. 肝藏血：指肝具有储藏血液、调节血量与防止出血的功能。

5. 痰饮：是人体水液代谢障碍所形成的病理产物。一般较稠浊的为痰，较清稀的为饮，合称"痰饮"。

五、简答题

1. 答：气为血之帅：气能生血，气能行血，气能摄血；血为气之母：血能养气，血能载气。

2. 答：汗为津液所化，津液与血液同出一源且津液为血液的组成部分，血为心所主；心主神志，精神情志引起出汗直接与心相关。

3. 答：心主血而脾生血，心主行血而脾主统血。故二者的相互协同关系主要在血液的生成和血液的运行两方面。心主一身之血，以血供养于脾以助脾运化功能正常进行，保证血液生化有源；血液在脉中正常运行，既有赖于心气的推动，还有赖于脾气的统摄以使血液不溢出脉外。

4. 答：脾主运化，其功能失常，失于运化水液，则津液不能及时输布全身，易聚而成痰；肺主通调水道，其气失于宣降，则水液不布，痰液易停滞于肺。

5. 答：治则与治法的区别：治则是治疗疾病必须遵循的总的法则。治法是在一定治则指导下，针对具体证候所制定的具体治疗方法。治法较具体，灵活多样。但治法总是从属于一定的治疗原则，治则与治法同样体现了根据不同性质的矛盾采用不同的方法去解决的法则。

六、论述题

答：①血和津液都由水谷精微所化生，都具有滋润濡养的作用，二者之间可以相互渗透，相互转化，这种关系称为"津血同源"。

②津液是血液化生的组成部分，中焦水谷化生的津液，在心肺作用下进入脉中，与营气

相合，变化为血。血液运行于脉中，脉中津液可以渗出脉外而化为津液，以濡养脏腑组织和官窍，也可以弥补脉外津液的不足，有利于津液的输布代谢，其中，津液可以转化为汗液排泄于外，故有血汗同源之说。病理上耗血可以伤津，津枯则血燥。

七、病案分析题

1. 本病病变部位在中焦，涉及脏腑主要为脾胃。

2. ①基本病因：诱发小儿腹泻日久因素较多：饮食不节；气温骤然变化，感受外邪侵袭等等；最主要的病因还是归根为小儿脾胃功能尚未健全。

②基本病机：上述因素导致患儿脾胃运化功能失职，体内水液代谢失常，从而出现腹泻；由于运化功能失权，导致患儿食欲较差；纳差，则气血生化乏源，故出现精神萎靡不振、面色萎黄、体重下降明显、舌淡苔薄白，脉弱缓等临床症状。

3. 治法治则：正治（逆治），虚则补之，实则泻之。本病以扶正治本为主，同时采取急则治标之法。扶正治本采取健脾温肾之法；急则治标采取生津止泻之法对症治疗。

附录二 | 主要参考书目

1. 孙广仁主编．中医基础理论（普通高等教育"十一五"国家级规划教材）．北京：中国中医药出版社，2007
2. 汤希孟主编．中医基础理论学习精要（普通高等教育"十五"国家级规划教材·教学指导用书）．北京：中国中医药出版社，2004
3. 李德新主编．中医基础理论（21世纪课程教材）．北京：人民卫生出版社，2001
4. 印会河主编．中医基础理论（统编五版教材）．上海：上海科技出版社，1984
5. 郭霞珍主编．中医基础理论（全国普通高等教育中医药类精编教材）．上海：上海科技出版社，2006
6. 郭霞珍主编．中医基础理论专论（全国高等中医药院校研究生规划教材）．北京：人民卫生出版社，2009
7. 刑玉瑞主编．中医基础理论（新编21世纪高等中医药院校教材）．陕西：陕西科技出版社，2005
8. 杨扶国主编．中医藏象与临床．北京：中医古籍出版社，2000
9. 张挹芳主编．中医藏象学（普通高等教育"十五"国家级规划教材）．北京：中国协和医科大学出版社，2004
10. 叶进主编．中医防治学总论（普通高等教育"十五"国家级规划教材）．北京：中国协和医科大学出版社，2004
11. 胡冬裴主编．中医病因病机学（普通高等教育"十五"国家级规划教材）．北京：中国协和医科大学出版社，2004
12. 王琦主编．中医体质学．北京：中国医药科技出版社，1995
13. 匡调元主编．中医体质病理学．上海：上海科学普及出版社，1996
14. 何晓晖主编．中医基础理论．北京：人民卫生出版社，2010